Jana Seelig
Minusgefühle

Jana Seelig

minus GEFÜHLE

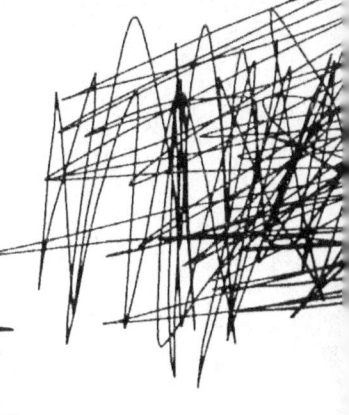

PIPER
München Berlin Zürich

Mehr über unsere Autoren und Bücher:
www.piper.de
Aktuelle Neuigkeiten finden Sie auch auf Facebook, Twitter und YouTube.

Dieses Buch enthält sensible Themeninhalte wie psychische und körperliche Gewalt, Suizidalität, Rassismus, Sexismus, Drogen- und Alkoholmissbrauch. Die Wertung der verschiedenen Situationen ist persönlich, beschreibt die zu diesem Zeitpunkt vorherrschenden Gefühle und ist in keinem Fall als rational anzusehen.

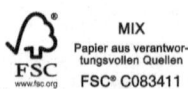

MIX
Papier aus verantwor-
tungsvollen Quellen
FSC® C083411

ISBN   978-3-492-06021-6
Originalausgabe
2. Auflage 2015
© Piper Verlag GmbH, München/Berlin 2015
Satz: Kösel Media GmbH, Krugzell
Gesetzt aus der ITC Mendoza
Druck und Bindung: CPI books GmbH, Leck
Printed in Germany

Für Anna.

*If you know someone who's depressed, please resolve never
to ask them why.
Depression isn't a straightforward response to a bad
situation; depression just is, like the weather.*

Stephen Fry, britischer Schriftsteller und Schauspieler

INHALT

PROLOG

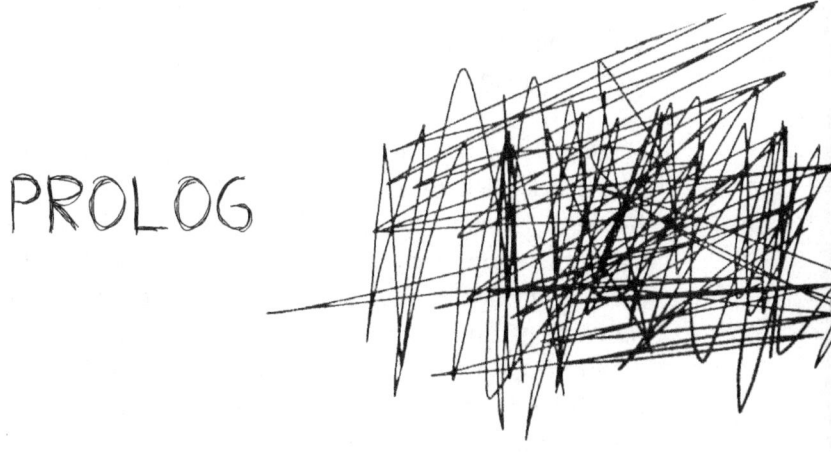

Tagebuchschreiben war noch nie mein Ding. Ich weiß noch, dass ich als Kind immer Unwahrheiten in mein pinkes Diddl-Buch schrieb. Es hatte Schlösser, die sich viel zu einfach knacken ließen. Man brauchte dazu nicht einmal Haarklammern oder diese anderen Dinge, die Verbrecher immer in Krimis benutzen. Der Verschluss ließ sich mit etwas Fingerspitzengefühl ein wenig eindrücken, und schon waren meine Gedanken nicht mehr privat, sondern zugänglich für jeden, der sie lesen wollte – und ich wollte, dass man sie liest. Es waren ja nicht wirklich meine Gedanken, sondern meine Lügen, weil ich meinen eigenen kleinen Kosmos für zu unbedeutend hielt. Ich wollte immer, dass der Nachwelt etwas von mir erhalten bleibt, und so schlitterte ich von Extremen zu Extremen – in meinem Tagebuch. Dieses Tagebuch existiert schon längst nicht mehr. Irgendwann während meiner Pubertät hab ich es feierlich verbrannt und mir zum Ziel gesetzt, meine eigene Geschichte zu erleben. Ich wollte nicht mehr die sein, die ihr Tagebuch und damit auch sich selbst belügt. Vor allem aber auch nicht die, an die man sich wegen ihrer Lügen erinnert.

Seitdem habe ich viele weitere Tagebücher begonnen. Mal schrieb ich in Ringblöcke, mal in wunderschöne Bücher und manchmal auch ins Internet. All diese Notizen verstreuten sich irgendwann, sie verloren sich in den Tiefen meines Schreibtisches, in Mülltonnen oder im Netz. Natürlich enthielten sie weiterhin Lügen und oft ein riesengroßes Nichts – nur dass mittlerweile nicht mehr ich Unwahrheiten erzählte, sondern meine Depression, und wenn sie nicht gerade log, dann vergaß sie. Die Abstände zwischen den Zeilen waren teilweise so lang, dass meine eigene Geschichte mir nicht mehr schlüssig erschien. Ich vergaß, was zwischen zwei Liebeskummern passiert war. Oder zwischen zwei tollen Momenten. Weil ich immer zu leer oder zu glücklich war zum Schreiben, und immer dann kam mir das Geschehene irrelevant vor. Eine Geschichte, die keinen roten Faden hat, verfolgt man eben nicht so gern.

Doch irgendwann ging mir auf, dass ebendas mein roter Faden ist. Dass diese Leere zwischen zwei Momenten genau meine Geschichte ist. Dies ist das Tagebuch einer Depression.

1
NICHT EINFACH
NUR TRAURIG

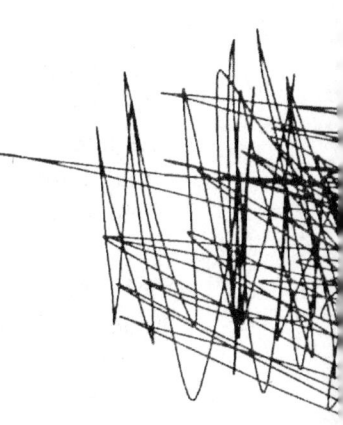

D u musst einfach mal klarkommen«, sagt er und wendet sich von mir ab. »Jeder ist mal depressiv. Kein Grund, sich so hängen zu lassen. Merkst du nicht, wie du mich damit belastest?«

Mein Freund Sven hat es noch immer nicht verstanden. Seit zwei Stunden reden wir jetzt über meine Depression und die Auswirkungen, die sie auf mich, mein Leben, meinen Job, aber auch auf meine Freundschaften und Beziehungen hat. In den letzten Wochen war sie ständig Thema. Ich bin gerade dabei, in eine meiner depressiven Episoden abzurutschen. Die Gründe dafür kann ich erahnen, will sie aber nicht wahrhaben. Ich sehne mich nach ein wenig Verständnis, jemandem, der sagt, dass alles nicht so schlimm ist und dass es okay ist, depressiv zu sein. Ich bin nicht einfach nur traurig oder unzufrieden, sondern schlicht und ergreifend krank, und aus dieser Erkrankung hab ich nie ein Geheimnis vor ihm gemacht. Ich finde es nicht schlimm, depressiv zu sein. Also so ganz grundsätzlich, meine ich.

Es gehört eben einfach zu mir, so wie meine Liebe zu Katzen und schlechter Popmusik oder die Tatsache, dass ich keine Augenbrauen hab. Natürlich wäre ich auch lieber gesund, denn ehrlich, wer ist schon gerne krank? Doch man findet sich irgendwann ganz einfach damit ab und lebt damit, so gut es geht.

»Du bist genau wie meine Ex«, fährt er fort. »Die war auch 'ne Borderlinerin.«

»Ich habe kein Borderline, sondern Depressionen«, antworte ich, »und wenn du dich mal ein bisschen mit mir und meiner Krankheit auseinandergesetzt hättest, wüsstest du das auch.«

»Jeder ist mal depressiv«, wiederholt er. »Ich war auch schon depressiv und wollte mir eine Kugel in den Kopf jagen. Wie du siehst, hab ich es geschafft, mich zusammenzureißen. Du musst das endlich auch mal tun. Wenn ich wie du den ganzen Tag vor dem Computer sitzen würde, wär ich auch schlecht drauf. Du musst einfach mal rausgehen. Unternimm was. Such dir einen neuen Job. Und mach gefälligst nicht alles von mir abhängig. Du kannst deine Depressionen nicht auf mich schieben, ich habe damit nichts zu tun.«

»Wann hab ich denn ...«, setze ich an, doch Sven unterbricht mich.

»Ich habe keine Lust mehr, mit dir zu diskutieren. Bitte geh. Wenn ich noch länger mit dir rede, werde ich selbst noch depressiv.«

Svens Worte machen mich wütend, doch ich weiß, dass jeder Versuch, ihm meine Lage zu erklären, zwecklos ist. Ich schwinge mir meinen Rucksack über die rechte Schulter und verlasse genervt seine Wohnung. Mir ist klar, dass ich auf normalem Weg nicht an ihn herankomme. Es gibt nur eine Möglichkeit, ihn zu erreichen:

Twitter. Auch wenn er niemals zugeben würde, dass er meine Aktivitäten auf der Plattform mit großem Interesse verfolgt, weiß ich, dass er alles liest, was ich dort schreibe.

Ich öffne die App und scrolle durch meine Timeline. Das mache ich immer, bevor ich meine eigenen Worte in die Welt hinausschreibe. An einem Tweet von einem Freund bleibe ich hängen.

@R3nDom
»Hey, Depressionen sind die Geißel der modernen Lebenswelt!«
»Oh? Dann spann mal einen Tag aus, jeder ist mal down. Wird schon wieder.«
15:44 - 10 Nov 2014

↩   ↻   ★   ...

Ich drücke auf »retweeten« und fange dann an, selbst zu schreiben.

@isayshotgun
Wenn ihr selbst keine Depressionen habt, dann dürft ihr auch nicht mitreden und uns sagen, wie es uns zu gehen hat und was wir tun sollen.
15:55 - 10 Nov 2014

↩   ↻   ★   ...

@isayshotgun

Mein Leben ist mehr als okay, und ich bin trotzdem depressiv. Nur weil ich alles habe, was ich brauche, muss es mir nicht gut gehen.

15:57 · 10 Nov 2014

Binnen weniger Sekunden werden beide Tweets mehrfach retweetet und mit kleinen gelben Sternchen versehen. Ein Zeichen dafür, dass ich einen Nerv getroffen habe. Dass ich nicht die Einzige bin, der es so geht und die sich von den vielen und oftmals wenig hilfreichen Kommentaren zu ihrer Krankheit in eine Ecke gedrängt fühlt, in der sie nicht sein will.

Die Resonanz ermutigt mich weiterzuschreiben. Ich beginne, meine Geschichte zu erzählen oder zumindest einen Teil davon – immer in der Hoffnung, dass sie vor allem auch bei dem Menschen landet, der mich dazu getrieben hat, überhaupt öffentlich Stellung zu der Thematik zu beziehen. Ich schreibe über meine jahrelange Unwissenheit darüber, was überhaupt mit mir los ist, die Reaktionen meines Umfelds, das Nicht-ernst-genommen-Werden und die für mich befreiende Diagnose. Ich erzähle dem Internet von meinen Medikamenten, den Schwierigkeiten, die ich damit hatte, und von einem Selbstmordversuch. In Wirklichkeit waren es zwei: einer mit Tabletten, und beim zweiten Mal habe ich versucht, mir die Pulsadern aufzuschneiden. Ich schnitt damals einfach nicht tief genug, und als ich die Tabletten zusammen mit einer Flasche Wodka nahm, passierte gar nichts, außer dass ich mich drei Tage lang nur übergab. Alles, was ich jahrelang in mich hineingefressen habe und aus Angst, in die Geschlossene eingewiesen zu werden, und weil ich nicht bemitleidet werden wollte, nicht einmal meiner Therapeutin erzählt habe, ballere ich ohne den Gedanken an irgendwelche Konsequenzen in das Netz. Dass ich andere damit triggern oder verletzen könnte, ist mir zu diesem Zeitpunkt nicht bewusst.

Meine Notifications blinken im Sekundentakt auf. Die kurzen Texte werden Hunderte Male geteilt und gelangen so an immer mehr Menschen, die sie lesen und mit ihren eigenen Followern teilen. Innerhalb weniger Stunden habe ich über 1000 neue Leser hinzugewonnen. Die Zahl übt eine gewisse Faszination auf mich aus. Sind wir wirklich so viele? Bisher hatte ich immer das Gefühl, mit meiner Erkrankung allein zu sein – auch wenn ich natürlich weiß, dass es da draußen unglaublich viele Menschen gibt, die mit denselben Problemen zu kämpfen haben wie ich.

Irgendwann legt sich der Schreibfluss. Ich habe alles gesagt, was ich sagen wollte. Das Fach mit den Direktnachrichten quillt unterdessen über. Sie sind sich alle ziemlich ähnlich: »Ich wusste nicht, dass es dir auch so geht« oder »Endlich spricht's mal jemand aus«. Eine Followerin fragt nach, ob ich nicht einen Hashtag für die Tweets machen wolle. Sie habe auch eine Menge zu sagen, ihr persönlich fehle aber die Reichweite, um so viele Leute zu erreichen wie ich. Ein Hashtag würde die Aussagen besser bündeln und so jeden erfassen, der etwas zu sagen habe. Ich schreibe, dass ich keinen Nerv hätte, mich um ein Hashtag zu kümmern, und dass ich mir alles, was ich sagen wollte, bereits von der Seele geschrieben hätte, dass sie sich aber gerne mit einem Hashtag bei mir melden solle, den auch ich an meine Follower geben würde.

Sie schlägt #NotJustSad vor, einen Hashtag, der zuvor bereits im englischsprachigen Raum benutzt wurde, aber dort kaum Beachtung fand. Ich teile den Tweet, in dem sie das Schlagwort erwähnt und schreibt, meine vorangegangenen Tweets hätten sie zu einem Hashtag inspiriert – und dann bricht die Lawine endgültig los. Bereits nach wenigen Minuten ist der Hashtag gefüllt mit Statements anderer Betroffener. Viele davon drücken auch meine Gefühle, oder besser gesagt, Nichtgefühle aus. Die, die mich am meisten berühren, teile ich mit meinen Lesern, schreibe zu manchen ein paar eigene Worte. Mein Handy hört gar nicht mehr auf zu piepen.

Irgendwann schalte ich es aus und mache mich auf den Weg zu Sven. Er hat die kurzen Nachrichten gelesen und möchte nun noch einmal mit mir reden.

Das Gespräch ist eine einzige Katastrophe. Statt auf das, was ich geschrieben habe, einzugehen, greift er mich an.

»Du denkst, du könntest mit ein paar Tweets die Welt verändern. Ich sag dir, was passiert, wenn du Dinge ins Internet schreibst: nichts. Twitter ist genauso irrelevant wie du und sie. Alles, was passieren wird, ist, dass die Leute, die dir folgen, dich für noch gestörter halten, als du eh schon bist.«

»Hab ich jemals irgendwo behauptet, dass ich die Welt verändern will?«, kontere ich. »Ich hab die Tweets für dich geschrieben, damit du mir endlich mal zuhörst. Dass sie auf solche Resonanz stoßen, konnte ich ja wohl nicht ahnen!«

»Feier dich nur dafür ab«, sagt er, und ich frage mich, wo ich mich gerade feiere. »Morgen wird es schon vergessen sein. Du kannst mich mit ein paar Tweets nicht erpressen.«

»Wo hab ich dich denn erpr...?«

»Erreich erst mal was Richtiges, dann reden wir weiter.«

»Wow«, sage ich, »kaum hab ich mal das Gefühl, dass du endlich kapiert hast, um was es hier eigentlich geht, beweist du, dass es nicht so ist. Und genau deshalb rede ich so gern mit Twitter.«

»Du drohst mir?«

»Du kapierst es nicht.«

Wütend knalle ich die Tür hinter mir ins Schloss. Ich bin mir ziemlich sicher, dass Sven mir hinterherkommt, also renne ich die Stufen bis zur Eingangstür hinunter, so schnell ich kann. Draußen angekommen, lasse ich mich auf der Treppe nieder, drehe mir eine Zigarette und schalte mein Handy wieder ein. Noch bevor ich unten angekommen war, hat er mir eine Mail geschrieben. Ich ignoriere sie und öffne stattdessen Twitter. Mehr als 300 neue Mitteilungen haben sich angesammelt. Dazu kommen viele Nachrichten per E-Mail und WhatsApp. Ich beantworte die wichtigsten in wenigen Sätzen und twittere, dass ich mich aus der Diskussion fürs Erste herausziehe, die unter dem Hashtag gesammelten Statements aber trotzdem lesen werde.

Natürlich halte ich mich nicht daran. Bis tief in die Nacht sitze ich da, lese die kurzen Texte anderer Betroffener und schreibe selbst noch viele weitere dazu. Irgendwann bringt meine Mitbewohnerin frisch gebackene Kekse an mein Bett, und wir entscheiden uns dafür, unseren Mitbewohner zu wecken, um eine Runde Scrabble zu spielen. Ich gewinne haushoch und verabschiede mich gegen halb fünf mit den Worten »Das abgebrochene Germanistikstudium muss ja für was gut gewesen sein« ins Bett.

Als ich gegen elf Uhr aufwache und einen Blick auf mein Handy werfe, trifft mich fast der Schlag. Hunderte neue Nachrichten sind in den letzten Stunden eingegangen, private SMS von Freunden, Familie und Menschen aus der Schul- und Unizeit, die ich längst vergessen habe. Auch mein Nachrichtenfach bei Facebook quillt über, selbst meine beiden privaten E-Mail-Postfächer blieben nicht verschont. Ich habe Mühe, alle Nachrichten zu lesen, und frage mich immer wieder, wie all diese Menschen mich so schnell im Netz finden konnten. Neben vielen sehr persönlichen E-Mails sind auch Interviewanfragen darunter, die sich auf einen Artikel beziehen, der am frühen Morgen erschienen sein muss. Ich klicke auf einen der angehängten Links, und es öffnet sich eine Website, auf der ein großes Foto von mir prangt. Die Überschrift enthält den Hashtag #NotJustSad und meinen Klarnamen, den ich bisher, so gut es ging, aus dem Internet herausgehalten habe. Mein Pseudonym »Jenna Shotgun« hat mich immer beschützt, war immer mehr Kunstperson als das reale Ich. Noch bevor ich den Artikel zu Ende gelesen habe, kommen mir die Tränen. Ich bin schlicht und ergreifend überfordert von der Resonanz, auf die ich mit ein paar in den Raum geworfenen Worten gestoßen bin. Trotzdem klicke ich mich durch alle Texte, versuche, sie, so gut es geht, zu beantworten.

Auch eine Mail von Sven ist darunter:

> Du bist in allen großen Zeitungen. Gut gemacht, ich bin stolz auf dich. Mach da weiter, wo du angesetzt hast, und gehe gut mit dem Ruhm um. Auf dich werden jetzt große Dinge zukommen.

Ich verstehe nicht, was genau er damit meint. Er, der mich gestern noch für meine Worte angegriffen und gesagt hat, dass man mit Twitter nichts erreicht. Abgesehen davon, dass ich nicht mal was erreichen wollte, außer dass er endlich kapiert, wie es mir geht.

Plötzlich klingelt das Telefon, eine unbekannte Nummer. Überfordert von den ganzen Reaktionen auf meine Tweets, hebe ich ab, obwohl ich sonst eigentlich nie rangehe, wenn ich nicht weiß, wer mich anruft. Es ist ein großer deutscher Fernsehsender, die Nummer haben sie von einem meiner Freunde. Sie wollen noch am selben Abend mit mir drehen. Ohne zu wissen, was ich da gerade tue, sage ich zu. Die Sache ist nämlich die: Im Moment fühle ich nichts. Keine Freude darüber, dass ich anscheinend eine sehr wichtige Diskussion in Gang gesetzt hab. Und keine Angst vor dem, was mich erwarten könnte.

Ich fühle mich leer und bin mir nur einer Sache bewusst: dass ich das Bild, das die Medien gerade von mir schaffen, so lange es nur geht, aufrechterhalten muss.

Du bist für viele jetzt ein Vorbild, geht die Mail von Sven weiter. Sorg dafür, dass das so bleibt, und lass dich nicht unterkriegen, Kleines.

2
JUGEND AUF DEM LAND – TEIL 1

Die Sommer auf dem Land waren immer etwas ganz Besonderes. Sie hatten so etwas Magisches an sich, auch wenn wir oft nichts anderes taten, als uns von zu Hause wegzuschleichen, um auf den Hochsitzen im Wald heimlich Joints zu drehen und die Wodkaflaschen zu leeren, die uns die älteren Jungs aus der Nachbarschaft besorgten. Manchmal, wenn wir nicht an Wodka kamen, klaute einer von uns einfach selbst gebrannten Schnaps aus dem heimischen Keller. Sorgen, dass die Kinder trinken könnten, schien sich eigentlich niemand zu machen, wir waren ja brave Kids vom Land, nicht so wie die bösen Menschen aus der Stadt, die Drogen vertickten und viel zu viel soffen. Vielleicht wurde aber auch einfach nicht darüber gesprochen und lieber weggesehen. Man war hier ja sehr auf seinen Ruf bedacht. Jedenfalls klauten wir den Schnaps und tranken ihn pur und direkt aus der sorgfältig von Oma etikettierten Flasche.

Wir machten das fast jeden Tag, nur dass wir im Winter den Schnaps gegen Glühwein tauschten und die

Hochsitze gegen schneebedeckte Abhänge, die wir uns auf unseren Schlitten hinunterstürzten. Ausgangstreffpunkt war immer das Haltestellenhäuschen im Oberdorf. Manche von uns gingen nicht mal heim, um mit der Familie zu Mittag zu essen, sondern blieben nach der Schule gleich dort sitzen und rauchten ein paar Zigaretten. Den Bauern nebenan juckte das gar nicht. Außer wenn wir gleich zu siebt dasaßen, weil dann der Boden voller Zigarettenstummel war. Die Straße hier musste sauber sein, was sollten denn die Leute denken? Doch was die Leute dachten, war mir relativ egal.

Ich hatte nie Bock, dieses Vorzeigemädchen zu sein. Eines, mit dem die Eltern prahlen, weil es immer gute Noten schreibt, sich die Lippen nicht bemalt, und das in seiner Freizeit lieber zu Hause den Abwasch macht, als sich beim Skateboarden die Knie blutig zu schlagen. Manchmal riefen die Nachbarn an, um mir Nachhilfestunden bei ihrer Tochter anzubieten, damit ich es im Leben auch zu etwas brächte (ihr Vorzeigemädchen arbeitete schließlich schon seit dem sechsten Lebensjahr darauf hin, später Ärztin zu werden, mich sehe man hingegen viel zu oft im Haltestellenhäuschen statt am Schreibtisch). Wenn meine Eltern mich nach so einem Anruf darauf einschworen, unbedingt besser oder mindestens genauso gut zu sein wie sie, gab ich bei Prüfungen ganz bewusst ein leeres Blatt Papier ab.

Ich will nur meine eigene Persönlichkeit haben dürfen. Eigene Erfolge. Und eigene Fehler. Manchmal hatte ich das Gefühl, dass das Dorf mir das verweigerte. Man ist eine Gemeinde. Was aus dem Bild fällt, muss weg. Du musst eben so sein wie alle anderen, nur dann kommst du hier wirklich durch.

Das Dorf – es engte mich ein. Es gab mir zugleich aber

auch viele Freiheiten. Ich konnte nachts einfach abhauen und mich in den Wald verziehen, meine Eltern fragten eh nicht, wo ich war. Im Dorf kann dir nichts passieren, außer vielleicht, dass du nachts von einem Wildschwein angegriffen wirst. Und wie realistisch ist das schon?

An einen dieser Abende am Haltestellenhäuschen denke ich noch oft. Wir waren 13, 14 Jahre alt und zu siebt unterwegs, die ganze Clique, die sich für ziemlich cool hielt, obwohl wir eigentlich alle uncool waren. Der Tag war ziemlich heiß, und es muss gegen Mittag gewesen sein, als wir uns auf dem Sportplatz trafen, um Fußball zu spielen und dabei Bier zu trinken.

Es war ein Tag wie jeder andere: Fußball, Skateboarden, Alkohol und Joints, mit viel Gelächter, Spaß und Oberflächlichkeit, und später dann lagen wir auf diesem Acker, nicht weit vom Fußballplatz entfernt, lagen einfach nur da und blickten in die Nacht. Jemand hatte einen CD-Spieler mitgebracht, die Musik war selbst gebrannt, es war der Soundtrack unserer Jugend. Gerade noch liefen die Ärzte, »Rebell«, ja, das war es, was wir sein wollten: Rebellen wie die Punks aus dem Fernsehen, also die, die eine Ratte bei sich trugen und die langen Haare bunt. Und dann sprang das nächste Lied an, Imogen Heap, »Hide & Seek«, und ich weiß noch, wie uns in dem Moment klar wurde, dass wir nichts taten, als uns zu verstecken, und dann fing irgendwer an zu weinen.

Mein bester Freund Andi drehte den Kopf zu mir. Er sah mir in die Augen und fragte: »Denkst du manchmal nach über den Tod? Ich meine, deinen eigenen? Und wenn du in Gedanken stirbst – wie stirbst du dann?«

3
STUMME HILFERUFE

enn man ganz genau hinsieht, also wirklich ganz, ganz genau, sieht man die feinen, weißen Linien an meinen Armen und Beinen. Sie sind nur einen Tick heller als der Rest meiner Haut, doch wenn man weiß, dass sie da sind, kann man sie nie wieder übersehen.

Ich liebe Katzen schon immer – für ihre Anmut, ihre Zärtlichkeit, aber auch für ihre zickige Art und die scharfen Krallen. Ich glaube, ich hab schon als Kleinkind meine Eltern angebettelt, mir eine eigene zu kaufen, obwohl es auf den umliegenden Bauernhöfen mehr als genug Katzen gab, um die ich mich mit aller Liebe kümmerte, die ich aufbringen konnte, auch dann noch, als ich längst im Besitz eines eigenen Tigers war. Als ich auszog, musste ich bei meinem neuen Vermieter exakt das Gleiche tun, bis ich den kleinen schwarzen Kater, mit dem ich mir gerade das Bett teile, bei mir aufnehmen durfte. Wenn man Katzen ärgert, kratzen sie. Meistens.

Manchmal machen sie das aber auch einfach so, weil sie eben Katzen sind. Katzen sind auch nichts weiter als flauschige Arschlöcher, die sich selbst für das Allergrößte auf diesem Planeten halten und ihre Macht über den Menschen auch gerne mal mit ihren Krallen demonstrieren – und so kam ich zu den vielen Narben an Armen und Beinen, die heute nur noch als feine, weiße Linien auf meiner Haut erkennbar sind, und auch nur dann, wenn man ganz genau hinschaut. Das erzähle ich zumindest den Leuten, wenn sie danach fragen. In Wirklichkeit hab ich mich jahrelang geritzt, und es hat bis heute niemand bemerkt.

Ich hab mich schon immer ein wenig anders gekleidet als die anderen. Deshalb war es nicht verwunderlich, dass ich im Hochsommer oft Stulpen trug. Sie waren nichts weiter als ein Accessoire, das mit der Zeit auf dem Schulhof so beliebt wurde, dass sogar das örtliche Kaufhaus sie ins Sortiment aufnahm und ich statt der alten 80er-Jahre-Teile meiner Mutter immer schönere und buntere Exemplare direkt aus dem Kaufhaus klauen konnte. Darunter schmuggelte ich auch mehr als einmal schwarzen Kajalstift und Wimperntusche hinaus. Doch was ich eigentlich damit versteckt hab, hat nie jemand erfahren.

Die erste Klinge, mit der ich mich schnitt, fand ich mit 14 im Badezimmer meiner Oma. Sie war alt und angerostet und stumpf. Vermutlich hatte sie einmal meinem Opa gehört, der zu diesem Zeitpunkt schon lange tot war, doch für die ersten Versuche reichte sie. Ich schnitt nicht tief, und es blutete kaum, und insgesamt war die Erfahrung eher unbefriedigend. Ich hab keine Ahnung, wie ich überhaupt auf die Idee kam, mir damit die Arme aufzuritzen. Ich hatte schon davon gehört, doch dass es wirklich eine Art Befreiung vom »seelischen Schmerz« bewirken kann, hab ich nie wirklich geglaubt und auch selbst nicht so empfunden. Trotzdem gab ich nicht auf. Ich recherchierte im Netz nach den besten Methoden, sich zu ritzen, und probierte immer neue Gegenstände aus, die es mir ermöglichten, meine Haut auf möglichst wenig schmerzhafte Art zu verletzen, denn richtig weh-tun wollte ich mir nie. Es ging mir nur um das Ergebnis auf der Haut. Erst, wenn eine Narbe blieb, war ich zufrie-den. Ich wollte sehen, dass ich was bewirkt hatte, und so ritzte ich mich mit allem, was ich fand, von Küchenmes-sern über Nagelscheren bis hin zu Papier, und dann ver-ätzte ich die Wunden und hielt dem Schmerz einfach stand, so lange, bis ich wusste, dass es eine Narbe gab. Einmal verbrannte ich mich sogar an dem Feuerofen in der Küche meiner Eltern. Ich tat das ganz bewusst, doch der Schmerz war viel zu stark, als dass ich jemals bereit gewesen wäre, es zu wiederholen. Der Schmerz ging irgendwann vorbei. Nur die Narbe sieht man immer noch, am deutlichsten von allen, die ich mir im Laufe der Jahre selbst zugefügt habe.

Ich probierte noch jede Menge andere Dinge aus, die in die Kategorie »selbst ver-letzend« fallen. Wenn ich wirklich, wirk-lich wütend war, schlug ich meinen Kopf gegen die Wand, weil ich keine Lust hatte zu schreien. Ich schreie auch heute nicht. Zumindest schreie ich niemand anderen an, sondern richte die Worte nur gegen mich selbst, so wie damals eben die Gewalt. Ich riss mir die Haare aus, wenn mir der Sinn danach stand, und saß anschließend heulend auf dem Bett, weil ich sie eigent-lich echt mochte und schon die Krise bekam, wenn ich nach dem Kämmen nur zwei, drei Haare in der Bürste fand. Ich biss mich selbst und genoss es sehr, wie meine Haut schmeckte, leicht salzig und nach stark künstlichem Vanillearoma. Sobald es anfing zu bluten, hörte ich auf, aber auch nur, weil ich den metallischen Geschmack von Blut nicht mag. Befriedigung empfand ich dabei nie. Erst, wenn jemand anderes mir wehtut, fühle ich mich wirklich ganz – also dann, wenn der Schmerz wieder nachlässt und ich anfange zu spüren, dass ich gerade wirklich lebe. Ob das nun körperlich oder »nur« seelisch passiert, ist letzten Endes egal.

Ich bin heute davon überzeugt, dass ich mich nur für die Aufmerksamkeit ritzte. Ich wollte gesehen werden, wollte zeigen, dass es mir schlecht geht – und doch hab ich die Schnitte unter langen Ärmeln oder Stulpen versteckt. Weil ich immer gehofft hab, dass auch so jemand bemerkt, dass es mir nicht gut geht. Ich wollte mich eigentlich nie verletzen. Ich wollte nur, dass mir mal jemand zuhört – und doch hab ich mich nie getraut, was zu sagen. Die Klingen sprachen immer nur zu mir.

Stolz war ich auf meine Narben immer. Sie zeigten mir, dass ich fähig war, das Leid zu überleben. In Wirklichkeit war das alles einfach Schwachsinn. Ich liebe meine Narben sehr – allerdings nur die, hinter denen eine echte Geschichte steckt. Wie die an meinem linken Knöchel, wo mir mal ein Auto drübergefahren ist, weil der Wichser von Fahrer den Gehweg mit der Straße verwechselt hat und dann einfach abgehauen ist und mich mit offenem, blutenden Bein liegen ließ. Oder die auf meiner rechten Hand, die meine kleine Schwester mir zugefügt hat, als wir es beim Arschloch-Spielen wieder einmal übertrieben haben. Diese Narben sehe ich heute noch sehr gerne an und erzähle die Geschichten dazu, wenn mich jemand danach fragt. Bei den anderen wünschte ich, sie würden für immer verschwinden, da sie nicht echt sind und auch nichts von der Schönheit der Wunden besitzen, die einem das Leben durch Zufall zufügt.

Heute ritze ich mich nicht mehr. Ich hab nicht das Bedürfnis, mir noch weitere Narben zu verpassen. Weder auf der Haut noch auf meinem Herzen, doch leider sind das Dinge, die sich wohl nicht verhindern lassen.

4
DIFFERENZIAL-
DIAGNOSEN

Fuck!« Ich lasse den Stift auf den Stapel aus losen Papieren vor mir fallen. In einer Woche steht die erste Abiturprüfung an. Deutsch, mein Paradefach, doch ich kann den rechten Arm nicht mehr bewegen. Von den Leuten, die im Jahr vor mir ihr Abitur abgelegt haben, weiß ich, dass das vollkommen normal ist – aber eben erst nach den Prüfungen, wenn man wirklich mal drei Tage pausenlos geschrieben hat, und nicht bereits davor. Bisher hab ich ja kaum was zu Papier gebracht, mein Arm dürfte also gar nicht so sehr schmerzen. Vorsichtig versuche ich, die Schulter zu lockern und die Verspannung zu lösen. Vergeblich. Ich gerate in Panik und rufe meine beste Freundin Lotte an. »Geh zum Arzt«, sagt sie, »zur Not gibt der dir halt 'ne Spritze.« Ich sage: »Okay!« und überlege, ob ich mich nicht vorsorglich krankschreiben lasse und die Prüfung nachhole, wenn mit meinem Arm wieder alles in Ordnung ist. Ich soll da Montag an die 3000 Wörter zu Papier bringen, bin aber noch nicht mal in der Lage, meinen Stift richtig zu halten.

Erst zwei Wochen zuvor war ich beim Arzt, weil ich gefühlt sechs Wochen am Stück durchgängig wach war. Diagnose: Schlafstörungen. Ganz normal, wenn man mal etwas Stress hat – und die Abiturphase ist ja eine anstrengende Zeit für Schüler, die harte Arbeit nicht gewöhnt sind. Behandlung: jeden Abend zur gleichen Zeit ins Bett, jeden Morgen zur gleichen Zeit wieder raus, Verzicht auf Koffein, Zigaretten und Stress (haha!) sowie ein leichtes pflanzliches Schlafmittel für die besonders harten Nächte.

Die Schlaftabletten hab ich ziemlich schnell aufgebraucht, obwohl es eine große Packung war. Mehr als zwei Stunden Schlaf pro Nacht sind trotzdem nicht zu holen. Ich gehe zum Medizinschrank, spüle zwei Tabletten Ibuprofen 600 mit einem Glas Wasser herunter und setze mich zurück an den Schreibtisch.

»Stell dich nicht so an«, sage ich zu mir. »Andere Menschen haben ihren rechten Arm im Krieg verloren und trotzdem bis zum Schluss gekämpft.«

Kaum sind die Abiturprüfungen durch, verschwinden die Schlafstörungen und die Schmerzen im Arm. Es scheint, als hätte ich über den Erfolg, das Abitur wirklich geschafft zu haben, vergessen, dass es sie überhaupt mal gab.

Ein halbes Jahr später besuche ich zum ersten Mal die Universität. Ich bin nach Würzburg gezogen, weil man mir erzählt hat, dass nur ein bayerischer Studienabschluss wirklich was wert ist. Während alle um mich herum aufgeregt und glücklich sind, ihren Traumstudienplatz ergattert zu haben und endlich wieder lernen zu dürfen, Kontakte knüpfen und die ersten Partys feiern, tue ich nichts anderes, als mich morgens aus dem Bett zu quälen, meine Pflichten zu erledigen, die Vorlesungen abzusitzen und sofort nach Seminarschluss wieder in meine Wohnung zu verschwinden. Warum das so ist, kann ich mir nicht mal selbst erklären. Ich bin eigentlich nicht faul, zumindest dann nicht, wenn ich Freude an etwas habe. Und lesen, schreiben und Dinge lernen, die ich wirklich lernen will, macht mir riesengroßen Spaß, genauso wie neue Leute kennenlernen – nur fällt mir momentan alles so schwer. Eigentlich will ich nur für mich sein, mich alleine mit dem Stoff beschäftigen, meine eigenen Ideen aufbereiten und umsetzen und nicht mehr nach der Schnauze anderer tanzen. Vielleicht hatte ich wie jede Menge Menschen vor mir einfach falsche Erwartungen an das Studium – dabei ist es eigentlich genau das, was ich will, immerhin studiere ich jetzt Germanistik und Anglistik, also etwas, in dem ich schon immer gut war, und so krass unterscheidet es sich gar nicht von der Schulzeit, außer natürlich, dass es plötzlich so viel mehr ist.

Nach und nach schmeiße ich Kurse – entweder, weil ich nicht mehr aus dem Bett komme und meine Fehlstunden bereits aufgebraucht habe, oder weil ich das Lernen nicht mehr schaffe, obwohl der Stoff eigentlich ganz leicht ist. Es ist nicht so, dass ich die Texte, die wir durchnehmen, nicht verstehe – ich hab einfach Probleme damit, die simpelsten Aufgaben umzusetzen. Jeder Satz, den ich zu Papier bringen soll, fällt mir schwer, und ich schaffe es noch nicht einmal, die Bücher, die ich brauche, in den Warenkorb bei Amazon zu legen. Was ist eigentlich falsch mit mir?

Zur Klausurenzeit des ersten Semesters bin ich krank. So richtig krank. Ich liege mit der schlimmsten Grippe meines Lebens im Bett und muss mich zu den Nachprüfungen zu Beginn des nächsten Semesters melden. Dass ich die Chance habe, genau das zu tun, und nicht einfach das erste Semester wiederholen muss, sollte mich erleichtern. Stattdessen baut es noch mehr Stress auf. Während der gesamten Ferien finde ich keine ruhige Minute und denke pausenlos an den Stoff, den ich zu lernen habe – ohne auch nur einmal wirklich was zu tun.

Die Nachprüfungen bringe ich mit Ach und Krach hinter mich und beschließe: So kann und darf es nicht weitergehen. Ich wechsele ein Fach – von Anglistik auf Europäische Ethnologie – in der Hoffnung, dass es besser wird, doch die Probleme bleiben. Immer häufiger melde ich mich krank. Manchmal habe ich so starke Rückenschmerzen, dass ich nicht lange sitzen kann. An anderen Tagen sind es Kopfschmerzen, die so heftig sind, dass ich nicht einmal die Augen öffnen kann. Der Arzt verschreibt mir immer neue, immer stärkere Schmerzmittel, doch nichts davon schlägt an. Ich mache einfach weiter wie bisher. Und ärgere mich über meinen Körper, der es mir so schwer macht.

Auch mein Sozialleben leidet unter den ständigen Beschwerden. In meiner Fachrichtung habe ich quasi keine Freunde, weil ich die Uni nur für die Vorlesungen und Seminare besuche und direkt danach wieder nach Hause fahre, um mich auszuruhen. Meine Mitstudenten gehen Kaffee trinken, bilden Lerngruppen und feiern abends wilde Partys. Nur selten verlasse ich mein Bett, um wenigstens mit den Kommilitonen von Lotte, mit der ich mittlerweile zusammengezogen bin, mal einen Tee zu trinken oder einen Joint zu rauchen, denn die sind ständig zu Besuch, und so bin ich wenigstens nicht gezwungen, das Haus zu verlassen, wenn ich doch mal Menschen um mich haben will. Ich glaube, sie mögen mich nicht sonderlich, weil ich so in mich gekehrt bin und auch irgendwie muffelig rüberkomme. Und außerdem bin ich die, die im Haushalt so gar nichts macht, weil ja bereits für den Abwasch jede Muße fehlt, aber sie akzeptieren mich zumindest oberflächlich, und das tut dann doch manchmal ganz gut.

Als ich nach zwei weiteren Semestern voller Qualen und Tortur von Würzburg nach Berlin ziehe, um dort mein Praktikumssemester bei einem Literaturmagazin zu machen, bessert sich die Situation ein wenig. Zumindest die körperlichen Beschwerden verschwinden, und ich kann wieder ganz gut unter Leute gehen, auch wenn ich keine ernsthaften Bekanntschaften schließe. Hier und da mal eine kleine Knutscherei, ein One-Night-Stand ist vielleicht auch noch drin, das reicht mir an Sozialleben. Den Kontakt zu meinem neuen Mitbewohner Justin meide ich komplett. Er hält mich für ein verwöhntes Prinzesschen, das Geld von Papi und Mami bekommt, damit es möglichst oft feiern gehen kann. Ich halte ihn für einen ungepflegten Arsch, der zu selten duscht und irgendwie minderbemittelt ist, weil er nicht mal weiß, wer Hitler war, aber er war eben der einzige Typ in der Stadt, der ein Zimmer angeboten hat, das ich mir leisten konnte.

Leider können wir uns auf Dauer in der viel zu kleinen Wohnung nicht aus dem Weg gehen, und so kommt es immer häufiger zu Streit. Ich beginne, mich wieder ganz zurückzuziehen, verlasse mein Zimmer nur noch, wenn er nicht zu Hause ist. Nehme die Termine des Jobs, den ich eigentlich sehr mag, nicht mehr regelmäßig wahr. Ich spüre, dass ich Angst habe, kann sie aber nicht richtig zuordnen. Justin verhält sich mir gegenüber immer übergriffiger, klopft nachts wie wild an meine von innen verriegelte Tür und bleibt mit seinen Freunden davor stehen, um laut über mich zu lästern. Ich fühle mich von ihm bedroht. Einmal träume ich sogar davon, dass er nachts in mein Zimmer eindringt und mich vergewaltigt. Ich packe meine Sachen und fahre nach Haus zu meiner Mutter, doch die Angst lässt mich nicht los. Als feststeht, dass ich nicht an meinen alten Studienort zurückkehre, sondern in Berlin bleibe, weil ich mich trotz meiner Probleme in der Großstadt irgendwie wohler fühle (zumindest rede ich mir das so ein), suche ich sofort eine neue Wohnung, doch die Angst hat mich weiterhin fest im Griff.

Meinen Praktikumsplatz kann ich trotz der vielen Fehlzeiten im letzten halben Jahr zu einem festen Job machen. Zusätzlich nehme ich mein Studium wieder auf, hoffe auf neue Chancen an der neuen Universität, die so viel cooleren Lernstoff bietet als die alte, und widme mich nebenher wieder vermehrt meinem Modeblog, den ich seit drei Jahren betreibe. Meine Probleme bleiben jedoch gleich, nein, sie verschlimmern sich sogar. Ich bin ständig krank und unfähig, das Bett zu verlassen, und eines Tages breche ich mitten in der Bahn zusammen, ohne zu wissen, was eigentlich mit mir geschieht.

Ohne Krankenschein darf ich auch an der neuen Universität nicht fehlen, also gehe ich zum Arzt und schildere ihm meine ständigen Probleme. Er schreibt mich eine Woche krank, ohne auch nur eine einzige Untersuchung durchgeführt zu haben. Während der freien Tage erhole ich mich gut, doch als ich in der Woche darauf wieder zur Uni gehen will, erleide ich erneut einen Zusammenbruch. Diesmal noch bevor ich die Bahn überhaupt erreicht habe.

Die Vorstellung, vielleicht ins Krankenhaus zu müssen, macht mir Angst. Also vergrabe ich mich weiter in meinem Bett und hoffe, dass es irgendwann einfach vorbei ist. Der einzige Mensch, zu dem ich überhaupt noch Kontakt habe, ist mein neuer Freund Tjark, und das auch nur, weil wir zusammenwohnen. Wir sind nach nur zwei Monaten Fernbeziehung zusammengezogen, weil er zum Studieren nach Berlin kam und in meiner Wohnung noch ein Zimmer zur Verfügung stand. Wir kennen uns praktisch noch gar nicht richtig – vor allem, weil ich ihn nicht an mich heranlassen will. Trotzdem gibt er mir eine Sicherheit, beschützt mich davor, mich noch mehr zu ruinieren.

Eines Tages schleppt Tjark mich zum Arzt. *Weil es so nicht weitergehen kann,* sagt er. Ich bin eigentlich ganz zufrieden mit Doktor Google, der mir aufgrund meiner Symptomatik einen Hirntumor prophezeit, und gehe nur, weil es meinem Freund so wichtig ist. In Gedanken hab ich mich schon längst damit abgefunden, dass ich demnächst an einem komischen Ding sterben werde, das ich mir wie ein dunkelgraues, hartes Stück Gehirnmasse vorstelle, das immer mehr Raum in meinem Kopf einnimmt.

Es ist derselbe Arzt, der mich ohne Untersuchung krankgeschrieben hat. Ich erzähle ihm von den Zusammenbrüchen, meiner ständigen Müdigkeit, den Kopf- und Rückenschmerzen und der Unfähigkeit aufzustehen. »Sie haben zu viel Stress«, sagt er, und ich frage ihn, wie ich zu viel Stress haben kann, wenn ich den ganzen Tag nichts mache. »Stress entsteht im Kopf«, sagt er und schickt mich nach Hause mit der Bitte, viel zu schlafen und mich auszuruhen.

Dort setze ich mich wieder an den Rechner und gebe ein weiteres Mal meine Symptome ein. Neben einem

Hirntumor kommen laut Doktor Google auch eine Stoffwechselstörung und Diabetes infrage. Ich beschließe, noch am gleichen Tag einen anderen Arzt aufzusuchen und die Sache diesmal anders anzugehen.

»Ich glaube, ich habe Diabetes. Meine Omas hatten beide Diabetes, und ich glaub, ich hab das auch«, sage ich zu der Ärztin, die mich über den Rand ihrer Brille hinweg ansieht. Sie bittet mich, ihr meine Symptome aufzuzählen. »Könnte eine Stoffwechselerkrankung sein«, sagt sie. »Oder auch ein Hirntumor.« Dann misst sie meinen Blutdruck (»Viel zu niedrig!«), nimmt mir Blut ab und bittet mich, einen Termin für die kommende Woche zu vereinbaren, um die Ergebnisse des Bluttests zu besprechen. Bis dahin soll ich viel schlafen und mich ausruhen.

Der Bluttest bleibt ergebnislos. Die Werte sind alle eins a und sie sagt das Unvermeidliche: »Sie haben einfach zu viel Stress.« Ja, ich weiß schon, Stress entsteht im Kopf, aber wie zum Teufel soll ich denn Stress haben, wenn ich den ganzen Tag nichts mache? Ich bitte die Ärztin um weitere Tests, und dass ich überhaupt darum bitten muss, macht mich müde.

In den nächsten Wochen durchlaufe ich sämtliche Untersuchungen, die man über sich ergehen lassen kann. Von einfachen Allergietests bis zu komplizierten Hirnstrommessungen ist alles dabei. Sie alle haben dasselbe Ergebnis: Körperlich bin ich kerngesund, wenn man von dem zu niedrigen Blutdruck und meiner Allergie gegen Tomaten mal absieht.

Meine Symptome verschlimmern sich. Ich kann sie nicht einmal mehr in Worte fassen, und langsam hab ich das Gefühl, verrückt zu werden, weil irgendwas einfach nicht stimmt mit mir. Bestimmt haben sie den Tumor einfach übersehen, so was kommt ja vor, zumindest hört man das immer wieder. Erst war der Tumor auf den Aufnahmen nicht sichtbar, dann war er plötzlich so groß, dass er nicht mehr operierbar war, und am Ende kam Gregory House und hat ihn trotzdem entfernt. Und wenn die Patienten währenddessen nicht gestorben sind, dann leben sie noch heute.

Es ist ein warmer Frühlingstag, und ich sitze wieder einmal bei meiner Ärztin, als sie zu mir sagt: »Sie haben keinen Hirntumor, sondern eine Depression.«

Die Worte kommen gar nicht richtig bei mir an. Als ich die Praxis mit einer Überweisung zum Psychiater verlasse, schwirrt mir nur ein Gedanke im Kopf herum: *Warum kann ich nicht einfach einen Hirntumor haben?*

Mir ist klar, dass der Gedanke richtig dumm ist. Niemand wünscht sich einen Hirntumor, doch im Gegensatz zu einer Depression ist so was einfach greifbar, finde ich. Du weißt, da ist ein Ding in deinem Kopf, und entweder kann man es entfernen, oder du stirbst daran. So oder so verschwinden die Probleme, die du hast, irgendwann. Zumindest tun sie das in meiner Vorstellung. Schon dieser verquere Gedankengang macht mir klar, wie wenig ich mich gerade selbst verstehe.

Mit dem Begriff »Depression« kann ich nichts anfangen. Ich bin ja nicht traurig – oder etwa doch? Mein Leben ist traurig, weil ich es aufgrund der ganzen Symptomatik nicht mehr richtig leben kann, doch ich, ich bin es nicht. Ich würde eher sagen, dass ich nichts fühle – von den ständigen Schmerzen mal abgesehen.

Immer wieder stelle ich mir vor, dass es doch »nur« ein Tumor ist, und bereite mich aufs Sterben vor. Jeden Tag bereite ich mich aufs Sterben vor – nur dass der Tod einfach nicht eintritt.

Ein Dreivierteljahr später sitze ich zum ersten Mal beim Psychiater. Es hat ein halbes Jahr gedauert, bis ich akzeptiert hatte, dass ich wirklich Depressionen habe. Noch immer geht es mir sehr schlecht, doch ich bin am Leben. Den Termin, auf den ich nach dem entscheidenden Anruf noch drei weitere Monate warten musste, hat Tjark für mich gemacht. Ich hab das Sprechen nämlich aufgegeben, und jetzt sitze ich hier, mit einem Zettel in der Hand, auf dem ich unter Tränen aufgeschrieben hab, wie es mir in den letzten Jahren so erging. Ich kann nicht reden, nicht noch einmal all meine Symptome aufzählen. Am Ende bekomme ich ja doch nur zur Antwort, dass ich den Stress in meinem Leben reduzieren und viel schlafen soll.

Die Ärztin liest den Zettel durch und macht sich nebenbei Notizen. Eine knappe Viertelstunde braucht sie dafür, so lang und wirr scheint er zu sein. Von Minute zu Minute wächst in mir die Angst, dass sie mich für verrückt halten und in die Geschlossene stecken könnte. Als sie fertig ist mit Lesen, sieht sie mich an und sagt schlicht: »Sie haben eine Depression.« Dann bekomme ich mit den Worten »Rufen Sie hier einfach mal an« eine Liste mit Telefonnummern von Psychotherapeuten ausgehändigt, ein Rezept für ein Antidepressivum, das ich ausprobieren soll (»Man kann bis heute nicht erklären, wie genau es wirkt. Sie müssen das testen und schauen, ob es besser wird oder nicht. Wenn sich die Symptomatik verschlechtert, kommen Sie bitte umgehend wieder, aber nicht in den ersten zwei bis drei Wochen, da ist es vollkommen normal, dass alles erst mal schlechter wird«), und werde ohne weitere Beratung aus dem Raum geschickt.

Ich denke wieder einmal daran, wie schön es doch wäre, einen Hirntumor zu haben. Ich bin mir fast sicher, dass man mit Krebspatienten nicht so umgeht wie mit mir. Die haben bestimmt richtige Betreuung und Ärzte, die ihnen erzählen, was da gerade mit ihnen passiert und wie genau die Medikamente, die sie zur Bekämpfung des Tumors bekommen, eigentlich wirken. Mir hingegen hat man nichts gesagt. Außer dass ich Depressionen hab. Was genau eine Depression eigentlich ist, weiß ich noch immer nicht.

Im Erdgeschoss des Gebäudes befindet sich eine Apotheke. Ich tausche das Rezept gegen die Pillen ein und spüle auf dem Weg nach Hause die erste mit einem Schluck Mate runter. Was auch immer ich nun wirklich hab, ich will, dass es endlich wieder aufhört. Und ich bin bereit, alles dafür zu tun, was man mir sagt – auch wenn man mir noch nicht einmal genau erklärt, was die Krankheit, die mir soeben fachärztlich diagnostiziert wurde, eigentlich für mich und mein Leben bedeutet.

5
FALSCHE FREUNDE UND GUT GEMEINTE RATSCHLÄGE

Natürlich können wir stundenlang darüber diskutieren, ob ich schreibe, weil ich depressiv bin, oder ob ich die Depression nur lebe, weil das zum Schreiben irgendwie dazugehört, ob ich deshalb so viel Wein trinke und Gras rauche und Menschen nur oberflächlich an mich heranlasse, ob ich nur für meine Texte durch Hochs und Tiefs gehe, sie quasi heraufbeschwöre, damit ich überhaupt was zu erzählen habe, das alles tue, um mich dem Hauptstadt-Lifestyle anzupassen oder es meinen Eltern besonders schwer zu machen. Wir können es aber auch einfach lassen – und wenn wir wirklich Freunde wären, stünde das Ganze gar nicht zur Debatte.

Ich sitze vor meinem Rechner und starre auf die Zeilen, die ich soeben in eine E-Mail mit dem Betreff »Depression x Freundschaft« getippt habe. Sie richtet sich an Nesrin – einen Menschen, der sich »Freundin« nennt. Einen Menschen, der oft mit mir am Küchentisch sitzt, Tee trinkt und über Probleme redet. »Freundin« nennt sie sich, doch ob sie wirklich eine Freundin ist, da bin ich mir gerade nicht mehr so sicher. Nesrin schreibt neben ihrem Studium einen Modeblog, genau wie ich, nur dass sie besser aussieht als ich und ihre Leser mit hübschen Bildern ihrer Schuhe und gestellt-fröhlichen Selfies bei der Stange hält, während ich diejenige bin, die eben gute Texte schreibt, zumindest sagt sie mir das immer.

Bei mir ist gerade eine Depression diagnostiziert worden, und natürlich weiß Nesrin das. Sie weiß fast alles über mich und ist auch eine der Ersten, der ich Neuigkeiten erzähle, egal, ob es nun gute oder schlechte sind. Ich vertraue ihr, obwohl wir uns noch gar nicht lange kennen, doch vor ein paar Stunden hab ich eine Mail von unserer gemeinsamen Bekannten Yasmin bekommen, die mich an alldem zweifeln lässt.

Yasmin hat mir darin mitgeteilt, dass Nesrin zu ihr kam, um ihr zu sagen, dass ich jetzt total am Rad drehe. Die genauen Formulierungen habe ich längst wieder verdrängt, doch es ging um meine Depression und darum, dass ich sie angeblich nur nutzen würde, um aus meiner oft geliebten, manchmal aber auch verhassten Rolle als Bloggerin herauszukommen und endlich »Kunst« zu machen, also ein Buch zu schreiben oder so was. Künstler – insbesondere Schriftsteller – seien schließlich immer depressiv, soll Nesrin gesagt haben, und dass ich eine Krankheit, nein, einen Lifestyle um eine Krankheit herum erfinden würde, um als eine von ihnen wahrgenommen zu werden, als Künstlerin – und nicht nur als bedeutungslose Bloggerin, die mit ihren mittelmäßigen Texten eine ganz gute Zahl an Lesern erreicht.

Als ich die Mail von Yasmin las, konnte ich zuerst nicht glauben, was da stand. Und dann wurde ich wütend. So wütend, dass ich Nesrin nicht einmal persönlich zur

Rede stellen wollte, weil ich wusste, dass es sonst sehr ungemütlich werden und sie sich in ihren Worten nur bestätigt fühlen würde.

Ich bin wahnsinnig enttäuscht. Von ihr. Und dem, was sie »Freundschaft« nennt. Ich lösche die Zeilen, schließe mein Mailpostfach und starre auf den Desktop, der zugemüllt ist mit Hunderten von Fotos, die wir erst letzte Woche von uns gemacht haben.

Natürlich haben wir über meine Diagnose gesprochen, und ihre Reaktion war – genau wie die der meisten anderen Menschen, denen ich davon erzählt habe – irgendwie zu erwarten gewesen. Es war die gleiche Reaktion, die ich selbst gespürt habe, als mir mitgeteilt wurde, dass ich Depressionen habe: eine Mischung aus Unverständnis und Hilflosigkeit. Manchmal kommt auch ein bisschen Neid dazu, weil ich jetzt eine Entschuldigung für mein angebliches Fehlverhalten hab.

Vor mir liegt der Zettel mit der Liste der Therapeuten, bei denen ich nach einem Therapieplatz fragen soll. Mögliche Schwerpunkte: Verhaltenspsychologie oder Tiefenpsychologie. Ich habe keine Ahnung, welche davon ich machen soll, mich hat nämlich noch immer keiner darüber aufgeklärt, was die Krankheit eigentlich für mich bedeutet und wie ich am besten damit umgehen soll – zumindest niemand, der offiziell dazu geeignet ist, mich zu diesem Thema zu beraten. Außer meiner Ärztin scheint allerdings jeder eine Meinung oder einen gut gemeinten Ratschlag parat zu haben, wenn ich nicht gleich mit einer unangebrachten Reaktion inklusive total schwachsinniger Äußerung konfrontiert werde.

Ich drehe den Zettel um, krame in den drei Handtaschen, die auf dem Boden neben mir stehen, nach einem Stift und beginne zu schreiben.

- × »Was, du? Aber du bist doch ein so positiver Mensch!«
- × »Du musst einfach nur deinen Stress ein wenig reduzieren, dann wird auch alles wieder gut.«
- × »Mir geht's auch oft schlecht, und mir gibt niemand eine Krankschreibung dafür.«
- × »Ich hatte das auch schon, das geht wieder weg.«
- × »Ich glaube nicht an psychische Erkrankungen. Das sind doch nur Erfindungen der Pharmaindustrie.«
- × »Ich kenn jemanden, der sich deswegen umbringen wollte, und jetzt sitzt er im Rollstuhl.«
- × »Du steigerst dich in etwas rein!«
- × »In Afrika verhungern Kinder, und du beschwerst dich, weil's dir mal schlecht geht? Du hast doch alles, was du brauchst!«
- × »Du benötigst doch keine Therapie!«
- × »Du musst mehr arbeiten, Ablenkung tut immer gut!«
- × »Erfreu dich an den kleinen Dingen des Lebens!«
- × »Reiß dich doch einfach mal zusammen!«
- × »Du erwartest zu viel vom Leben. Man kann nicht immer glücklich und zufrieden sein.«
- × »Und jetzt? Bringst du dich um, oder was?«
- × »Ist das so ein neuer Modetrend?«
- × »Das passiert alles nur in deinem Kopf. Wenn du anfängst, wieder positiv zu denken, bessert sich deine Stimmung allgemein.«
- × »Ich sollte auch Therapeut werden, die kriegen voll viel Geld für nichts.«
- × »Ich würde keine Therapie machen. Leute, die Psychologie studiert haben, sind alle selber psychisch krank und machen dich am Ende nur kaputter, als du eh schon bist.«
- × »Wir sollten mal wieder saufen gehen.«
- × »Irgendwas läuft falsch bei dir.«

»Nein, irgendwas läuft falsch bei *dir*, wenn du so auf 'ne Krankheit reagierst«, sage ich laut und zerknülle den Zettel, der noch nicht einmal die vollständige Liste aller Dinge enthält, die man bereits zu mir gesagt hat, und werfe ihn in Richtung Papierkorb. *Daneben.*

Ich soll also mein Leben wieder in den Griff kriegen. Die Frage ist nur: Wie macht man das überhaupt, wenn da ständig jemand ist, der dir vorschreibt, was du zu tun oder zu lassen hast, ganz egal, ob das jetzt Eltern, Freunde, Lehrer, das viel zitierte »System« oder die Gesellschaft sind, und gleichzeitig aber niemand da ist, der dir Schutz bietet und dir beim (Über)Leben hilft?

Menschen haben ja zu allem eine Meinung. Sie verurteilen dich für deinen Job, deine Freunde, deinen Lebensstil und deine Sexualität, erwarten aber gleichzeitig, dass du »einfach du selbst bist« und »was aus deinem Leben machst«. Ich hab über die Jahre echt verlernt, ich selbst zu sein. Der soziale Druck ist viel zu groß. Ich soll Geld verdienen und in meinem Beruf glücklich sein, gleichzeitig aber etwas machen, das sicher ist, auch wenn es mich nicht ganz so glücklich macht – und ich bin mir fast sicher, dass der ständige Kampf zwischen Sicherheit und Selbstverwirklichung mich an den Punkt gebracht hat, an dem ich gerade stehe. Es wird Zeit, zu mir selbst zurückzukehren. Vielleicht kommt mit der Selbstverwirklichung ja auch die Sicherheit zurück.

Ich stehe auf, hebe den zerknüllten Zettel vom Boden auf und streiche ihn wieder glatt. Die Liste mit den Nummern brauch ich noch, doch bevor ich anfange, mich nach einem Therapeuten umzusehen, rufe ich Lotte an. Sie befindet sich in den letzten Zügen ihres Psychologiestudiums und kann mir hoffentlich ein wenig weiterhelfen – auch wenn es mir vor dem Anruf etwas graut, denn als wir das letzte Mal sprachen, war meine Depression noch nicht mal diagnostiziert.

»Ich hab mir so was schon gedacht«, sagt sie, »aber es ist nicht mein Recht, dir da reinzureden, deshalb hab ich mich zurückgehalten.« Ich bin erleichtert über ihre Worte. Sie ist der erste Mensch, der wirklich angemessen reagiert. Ich weiß nicht, ob ich ihren Worten glaube, weil sie seit Jahren meine beste Freundin ist oder weil sie Therapeutin werden will, doch es tut mir unglaublich gut. »Es ist so akut bei dir, du brauchst vermutlich erst mal eine Verhaltenstherapie, bevor du tiefer gehen kannst«, sagt sie, noch bevor ich ausgesprochen hab, vor welchem Problem ich gerade stehe. Und sie begründet es sogar mit Worten, die für mich nachvollziehbar sind. Ich bin ihr unendlich dankbar dafür, dass sie das für mich tut, obwohl es eigentlich die Aufgabe meiner Ärztin gewesen wäre, mir genau das mitzuteilen. »Und sieh dich nach einer neuen Psychiaterin um«, sagt Lotte, bevor wir das Gespräch beenden. »Es ist wichtig, dass du jemanden hast, der sich Zeit für dich nimmt und nicht bloß nach Schema F behandelt.«

Die nächsten Tage verbringe ich mit der Suche nach einer geeigneten Therapeutin. Meine beste Freundin hat mir zu einer Frau geraten. Nicht, weil sie was gegen Männer hat, sondern weil sie der Meinung ist, dass ich mit einer Frau besser zurechtkomme, und wenn sie das so sagt, dann weiß ich, dass das stimmt – immerhin kennt sie mich besser als sonst irgendein Mensch auf der Welt.

Man hatte mich schon gewarnt, dass es schwierig sein würde, einen Therapieplatz zu ergattern, doch ich kämpfe mich unter Tränen, Zusammenbrüchen und Wutanfällen, die sich hauptsächlich gegen mich selbst richten, durch meine Liste. Gefühlt habe ich bereits 300 verschiedene Nummern gewählt, als ich endlich eine Therapeutin finde, die mir einen Platz anbieten kann – und das auch schon in zwei Wochen. In mir macht sich eine große Erleichterung breit und die Hoffnung, dass sie vielleicht diejenige ist, die mir helfen kann, mit meinem Leben, meiner Diagnose und auch den ganzen Menschen in meinem Umfeld wieder umgehen zu lernen.

Nur wenige Therapiesitzungen später haben sich bereits einige Dinge in mir verändert. Es geht mir immer noch nicht gut, aber besser. Langsam kann ich meine Depression als das annehmen, was sie ist: eine Krankheit.

Ich sitze wieder einmal vorm Rechner und tippe eine E-Mail an Nesrin, die sich noch immer meine »Freundin« nennt und es wohl doch nie so wirklich war. Es wird Zeit, mich endlich von ihr zu lösen. Bis jetzt hatte ich immer Angst davor, weil sie bei gemeinsamen Bekannten und auch im Netz gerne Lügen über die Leute verbreitet, die sich irgendwann von ihr abgewandt haben, doch dieses Mal bin ich gegen ihren Hass gewappnet. Ein Betreff ist nicht mehr nötig.

Du sagst »Du hast dich so verändert«, dabei sollte es doch eigentlich »entwickelt« heißen, und dann willst du, dass ich zurückkomme, obwohl ich doch gerade erst ein paar Schritte nach vorne gemacht habe, die hast du nur nicht gesehen, weil du gerade mit dem Rücken zu mir standest, ja, du hast mir den Rücken zugekehrt, und natürlich sieht es von außen dann so aus, als hätte ich dasselbe bei dir getan, und jetzt stehen wir so, Rücken an Rücken, blicken in unterschiedliche Richtungen, laufen ein paar Meter, machen manchmal sogar Sprünge, nur dass ich viel weiter gegangen bin als du, und das nervt dich, natürlich, denn deine Himmelsrichtung sollte eine ganz andere sein, näher an meiner, vielleicht nicht haargenau, doch ähnlich, doch du hast dich dagegen entschieden, weil mein Weg der holprigere war, du es aber lieber einfach hast, und ja, ja, ich bin auf die Fresse geflogen, verdammt, über Steine gestolpert, mit denen ich versucht habe, die Straße vor mir zu pflastern, aber weißt du, auf meinem Weg sind jetzt keine Löcher mehr, die es zu füllen gilt, während du noch gnadenlos hineinfallen wirst, und dann werde ich zu weit weg sein, um dich festzuhalten, weil ich ganz bestimmt nicht zurückkommen werde, um von einem deiner Löcher verschluckt zu werden.

Zufrieden lächle ich die Zeilen vor mir an – und schicke sie ab.

Einige Menschen haben mir gesagt, dass die Therapie und die Medikamente mich negativ verändern. Ich finde, das Gegenteil ist der Fall. Ich werde langsam selbstbewusster und lerne, Nein zu sagen. So manch einer in meinem Umfeld scheint sich davon auf den Schlips getreten zu fühlen – klar, für sie war ich immer dieser ruhige, zurückhaltende Mensch, der zu allem Ja und Amen gesagt hat und sich selbst und seine Meinung zurückgenommen hat, weil er andere nicht verletzen wollte. Natürlich verändere ich mich, doch für mich nicht zum Negativen. Ich lerne wieder, ich zu sein. Ein eigener Mensch mit eigener Meinung und eigenen Interessen. Und Freundschaften beruhen doch darauf, dass man den anderen so akzeptiert, wie er ist. Auch das habe ich in der Therapie gelernt. Wenn Menschen sagen, dieses Ich, das du gerade bist, das seist nicht du, meinen sie eigentlich, dass du nicht ihren Erwartungen entsprichst.

6
THERAPIE

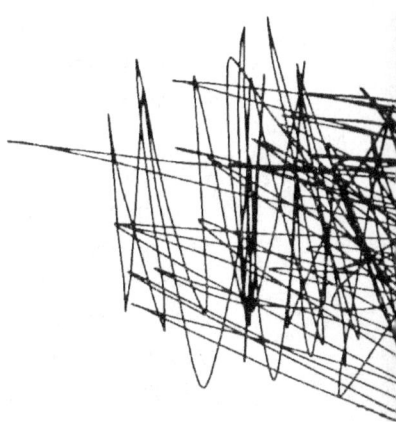

9.30 Uhr. Der Wecker klingelt. Ich bin versucht, die Snooze-Taste zu drücken, entscheide mich aber dagegen, weil ich weiß, dass ich sonst gar nicht aus dem Bett komme. In eineinhalb Stunden beginnt meine nächste Therapiesitzung. Es muss die siebte oder achte sein, so genau weiß ich das nicht mehr. Das Aufstehen fällt mir heute wieder besonders schwer, doch ich weiß, dass es sein muss, wenn ich endlich vorankommen will.

Ich stelle mich unter die Dusche. Obwohl ich bereits nach fünf Minuten fertig bin mit Einshampoonieren und Abduschen, bleibe ich noch unterm heißen Wasser stehen und lasse es einfach über meinen Körper laufen. Zurzeit gleicht alles, was ich tue, einem Kampf. Selbst das Wasser auszuschalten und die Dusche zu verlassen erscheint mir zu mühsam. Mit aller Kraft, die ich so früh am Morgen aufbringen kann, schaff ich es dann doch. Es muss ja schließlich sein.

Ich wickle mich in ein Handtuch und schlinge ein weiteres um meine Haare. Der Badezimmerspiegel ist beschlagen, doch ich bin eigentlich ganz froh, dass ich mein Gesicht gerade nicht sehen muss. Ich trage etwas Deo auf und ein paar Spritzer Parfüm und gehe dann zurück in mein Zimmer, um mir ein passendes Outfit aus dem Schrank zu suchen.

Wenn ich zur Therapie gehe, gebe ich mir mit meinem Aussehen immer besonders große Mühe. Ich will nicht, dass meine Therapeutin denkt, ich sei nicht in der Lage, wenigstens halbwegs auf mein Äußeres zu achten – obwohl ich an den sechs der sieben Tage, die ich nicht zu ihr muss, meistens dasselbe Outfit trage, nur alle drei bis vier Tage duschen gehe und mir oft noch nicht einmal die Zähne putze. Ich weiß, dass sie mich nicht dafür verurteilen würde – auch das gehört zu den Symptomen einer Depression –, und doch will ich vor ihr einen gefestigten Eindruck machen, und dazu gehört nun mal auch ein tadelloses Aussehen.

Seit ich aus der Pubertät heraus bin und mich damit abgefunden habe, dass ich nun einmal so aussehe, wie ich aussehe, mache ich mir nicht mehr sonderlich viele Gedanken um mein Aussehen. Von jemandem, der einen Modeblog betreibt, erwartet man, glaube ich, etwas anderes, aber im Normalfall zerre ich einfach die erstbesten Stücke aus meinem Schrank und ziehe sie an – sofern ich überhaupt die Muße habe, etwas anderes zu tragen als Jogginghose und Schlabberpulli. Viele Mädchen würden mich wahrscheinlich um den Inhalt meines Kleiderschranks beneiden, doch mir entlockt nicht einmal mehr das schönste, farbenfrohste Designerkleid ein müdes Lächeln.

Wenn ich zu meiner Therapeutin muss, stehe ich manchmal stundenlang vor meinem Schrank und überlege, was ich tragen soll. Es darf auf gar keinen Fall schwarz sein. Bei unserer ersten Sitzung tat ich das, und sofort war mein »sehr düsterer Kleidungsstil« Thema. Insgeheim wollte sie mir wohl unterstellen, dass ich meine Optik meiner Stimmung angepasst hätte, dabei ist das überhaupt nicht der Fall. Ich trage einfach gerne Schwarz, weil es so elegant und schlicht und zeitlos ist, und ehrlich, ich kenne niemanden, der etwas gegen schwarze Kleidung hat – außer meinem Vater vielleicht, der sie mir als Jugendliche gerne verbot, weil die Nachbarn mich ja sonst für eine Satanistin halten könnten.

Meine Therapeutin trägt jede Woche Grau. Es ist immer der gleiche graue Rollkragenpullover und darüber eine graue Strickjacke, mal aus dicker Wolle, mal aus feinem Stoff. Um den Hals baumeln auffällige Ketten, die mal silberfarben, mal lila und mal rot sind. Man nennt sie »Statement-Ketten«, wobei die Schmuckstücke meiner Therapeutin weder modisch noch irgendwelche »Statements« sind. Ich glaube, sie trägt sie, um nicht ganz so streng und »therapeutisch« rüberzukommen, schließlich soll man ja Vertrauen zu ihr fassen. Was sie am Unterkörper trägt, hab ich noch nie gesehen, weil uns ihr großer brauner Schreibtisch voneinander trennt und sie immer schon sitzt, wenn ich den Raum betrete. Wenn ich jetzt raten müsste, ob sie lieber Hosen oder Röcke trägt, dann würde ich auf Hosen tippen. Schwarze Hosen mit geradem Schnitt und dazu Lederschuhe mit leichtem Absatz. Feminin und klassisch.

Nach langem Hin und Her entscheide ich mich für ein blau-weiß gestreiftes Oberteil mit langen Ärmeln, das meine Tattoos verdeckt, und einen gelben Rock. Dazu wähle ich eine schwarze Strumpfhose und mittelhohe schwarze Schuhe. Die Haare föhne ich kurz an und binde sie zu einem hohen Zopf, doch irgendwie wirkt mir das zu streng, also mache ich sie wieder auf und lasse die langen, braunen Wellen einfach über meine Schultern fallen. Das Make-up halte ich sehr schlicht: etwas Puder, einen leichten Hauch von Rouge und etwas transparentes Gloss auf die Lippen. Meine Augenringe decke ich mit einem kräftigen Concealer ab, denn ich will auf keinen Fall müde wirken. Die schwarze Wimperntusche tut den Rest. Handy, Geldbeutel und das Buch, das ich gerade lese, packe ich in eine braune Tasche aus Leder. Meistens komme ich beim Warten auf meinen Gesprächstermin gar nicht so richtig zum Lesen, weil meine Therapeutin sehr pünktlich ist, doch ich fühle mich sicherer, wenn ich trotzdem ein Buch dabeihabe. Ich glaube, es wirkt irgendwie komisch, wenn ich einfach da in diesem Vorraum sitze und die Wand anstarre – und das Letzte, was ich will, ist, dass meine Therapeutin mich seltsam findet, wobei ich mir fast sicher bin, dass sie Patienten hat, die noch viel seltsamer sind als ich.

Wie jedes Mal verlasse ich das Haus mit einem unguten Gefühl. Ich habe nicht gefrühstückt, denn vor einer Sitzung bekomme ich nie was runter – zumal mir das Essen sowieso schwerfällt, seit ich die Tabletten nehme. Obwohl ich mit der Bahn direkt vor die Tür der Praxis fahren könnte, beschließe ich, wieder zu laufen. Es beruhigt mich zu wissen, dass ich nicht mit hundert anderen Menschen auf viel zu engem Raum bis zu ihr fahren muss, sondern zu Fuß gehen kann. Ich hab das Gefühl, so schneller flüchten zu können – also, wenn es denn wirklich einmal sein müsste und ich es gar nicht erst bis zur Praxis schaffte.

Mein Weg führt mich vorbei am Berghain. Etwas neidisch beäuge ich die Menschen, die noch immer davor Schlange stehen. Sie sind betrunken, rauchen Zigaretten und ziehen auf offener Straße Kokain. Alles Dinge, die ich aufgrund der Medikamente, die ich nehme, aufgeben musste. Eigentlich beneide ich sie aber vielmehr darum, dass sie in der Lage sind, ihr Leben einfach so zu leben, Partys zu feiern und sich nicht permanent nach ihrem Bett zu sehnen.

Als ich an der Praxis ankomme, ist es bereits zwei vor elf. Ich klopfe zaghaft an die Tür zum Gesprächsraum und werde mit einem lauten, aber freundlichen »Herein!« begrüßt. Meine Therapeutin sitzt bereits auf ihrem Platz, und noch während ich dabei bin, meine Tasche zu verstauen und meine Jacke über den Stuhl zu hängen, fragt sie mich, wie es mir geht. »Gut«, sage ich und frage mich, ob sie es eigentlich komisch findet, dass ich meine Jacke immer über den Stuhl hänge und nicht an die Garderobe, die im Vorraum steht. Nervös zupfe ich an meinem Pullover herum und lächle sie schüchtern an. »Wie war denn Ihre letzte Woche?«, fragt sie, und ich erzähle ihr, was ich gemacht habe, also dass ich es geschafft habe, einkaufen zu gehen, mir halbwegs vernünftige Mahlzeiten zu kochen und mit meinem Vater zu telefonieren. Sofort fängt sie an nachzuhaken. Mein Vater war bisher in jeder Sitzung Thema, und auch wenn ich ihn nie als besonders großes Problem bezeichnet hätte: Er scheint irgendwie ein Knackpunkt zu sein.

»Ach, das Übliche«, sage ich. »Er wollte wissen, wann ich endlich mit dem Studium fertig bin, wie hoch meine Einnahmen zurzeit sind und wann ich gedenke, denn mal richtig zu arbeiten, wie andere Leute in meinem Alter.« Ich male mit der Hand zwei große Anführungszeichen in die Luft, als ich den letzten Teil des Satzes ausspreche.

»Wie haben Sie sich dabei gefühlt?«

»Na ja, ich hab halt erst mal fett geheult«, entgegne

ich trocken. »Aber ist egal, ich mein, es ist ja immer so. Ich hab mich damit abgefunden, dass jedes unserer Gespräche so verläuft.«

Und dann geht es so richtig los. Sie hat nämlich genau gemerkt, dass mir das gar nicht so egal ist, wie ich gerade hier behaupte, und jetzt fängt sie an nachzuhaken, dringt immer tiefer in meine Psyche ein. Längst vergessene Kindheitserinnerungen drängen nach oben, wollen plötzlich an die frische Luft, und ich erzähle sie laut, ohne so richtig darüber nachzudenken, was ich eigentlich gerade sage. Meine Therapeutin hört nur zu, nickt ab und an und lässt mich reden, bis ich nichts mehr zu sagen habe, und dann stellt sie mir eine Frage, auf die ich keine Antwort hab: »Wieso geben Sie sich dann so viel Mühe mit Ihrem Vater, wo er doch offensichtlich nicht um Sie bemüht ist?«

Ich stutze. Und sage nach einigen Minuten der Stille: »Na ja, weil er mein Vater ist.«

Als ich es laut ausspreche, merke ich selbst, dass das totaler Schwachsinn ist. Ich bin meinem Vater überhaupt nichts schuldig. Ich bin ein eigenständiger, erwachsener Mensch. Zumindest versuche ich gerade angestrengt, genau das zu werden und mich von den Wurzeln zu lösen, die mich so festhalten und nicht von der Stelle kommen lassen.

»Haben Sie schon mal darüber nachgedacht, den Kontakt zu Ihrem Vater einzustellen oder zumindest zu verringern?«, fragt meine Therapeutin.

»Ja, aber ...«, sage ich und verstumme.

Warum eigentlich »aber«? Weil er mir superwichtig ist? Weil ich will, dass er mich so anerkennt und liebt, wie ich nun mal bin? Oder einfach nur, weil er mir gedroht hat, mich finanziell nicht weiter zu unterstützen, wenn ich mich nicht mindestens einmal die Woche telefonisch bei ihm melde? Die Therapeutin zieht eine ihrer perfekt gezupften Augenbrauen hoch, und ich beneide sie darum, weil ich nur die dünnen, nahezu unsichtbaren Brauen meines Vaters geerbt habe.

»Ich glaube, Sie haben sich die Frage eben selbst beantwortet«, sagt sie, und ich muss grinsen.

Ich beschließe, mich zumindest gedanklich mal mit einem kompletten Kontaktabbruch auseinanderzusetzen. Nicht nur für mein Wohl, sondern auch für seins. Ich glaube nämlich, dass auch er nach jedem Telefonat furchtbar enttäuscht ist. Enttäuscht davon, dass seine Tochter trotz seiner Erziehung nicht der Mensch geworden ist, den er gerne gehabt hätte.

Gegen Ende der Sitzung vereinbaren wir einen neuen Termin (»Nächste Woche, gleicher Tag, gleiche Zeit?«), und ich verlasse die Praxis mit einem Hochgefühl. Ich weiß zwar, dass es zurzeit nicht länger als zwei bis drei Tage anhält, aber hey, zwei bis drei Tage sind besser als nichts, und irgendwann, daran glaube ich fest, werd ich es schaffen, mit der Hilfe meiner Therapeutin aus den drei Tagen eine ganze Woche zu machen – und in ferner Zukunft vielleicht sogar ein ganzes Leben.

7
VATERKOMPLEX

Meine Eltern sind in der Stadt. Nicht nur sie, der ganze Chor aus dem verfickten Kaff ist angerückt, inklusive Kindern, Enkeln und ehemaligen Chormitgliedern, und ich soll Fremdenführerin spielen. Einen Tag nachdem Tjark aus unserer gemeinsamen Wohnung ausgezogen ist. Keine Ahnung, wieso ich überhaupt zugestimmt hab, Zeit mit dem Chor zu verbringen. Ich glaube, ich bin echt noch nicht bereit, das ganze Bild, das insbesondere mein Vater in der Heimat von mir zeichnet, zu vernichten. Also quäle ich mich aus dem Bett und werfe irgendwelche Sachen über. Der Lippenstift ist viel zu dunkel und passt überhaupt nicht zu dem Sommerwetter draußen. Es ist mir egal.

Auf dem Weg zum Bahnhof, wo ich den Chor abholen und ins Hotel führen soll, überfällt mich von Neuem diese Panik, die ich zurzeit öfter spüre. Ich hab keine Ahnung, ob sie von den Drogen kommt, aber gerade wünschte ich, ich hätte noch ein wenig Speed oder vielleicht auch einfach Tavor, weil das gerade alles irgendwie erträglich macht. Die Gruppe steht bereits am Bahnsteig, als ich endlich eintreffe. Küsschen rechts, Küsschen links, wir machen jetzt auf High Society und es ist alles unterkühlt, selbst meiner Mutter gegenüber fühl ich nichts, obwohl ich sie oft vermisse. Vor meinem Vater mache ich auf besonders cool und selbstsicher, die kleine Rotzgöre ist erwachsen geworden, zumindest gebe ich das vor. Fehlt nur noch, dass ich mich unterhake und ihm freudestrahlend erzähle, wie toll hier alles ist und dass er öfter kommen muss. Wir steigen gemeinsam in die Bahn, und ich versuche, mir nicht anmerken zu lassen, wie schlecht es mir eigentlich geht. Das Zittern verstecke ich, indem ich mich besonders gut an den Stangen festhalte, und für einen kurzen Moment setzt mein Gehirn aus, und in meinem Kopf läuft plötzlich »Dirrty« von Christina Aguilera. Ich will gerade anfangen, wie wild zu tanzen, als mir einfällt, dass das hier nicht meine Freunde sind, die verstehen, dass ich bei Panik einfach tanzen muss, sondern der Feind, der nur auf Fehltritte meinerseits zu warten scheint. Also reiße ich mich zusammen, setze mein schönstes Lächeln auf und erzähle, dass ich zum Frühstück zu viel Kaffee hatte und dass das Zittern bestimmt davon kommt. Tadelnde Blicke von allen Seiten, und irgendjemand stimmt dieses rassistische Scheißlied an, diesen Kaffee-Kanon von Carl Gottlieb Hering, mitten in der Bahn, und jetzt muss ich mich noch stärker zusammenreißen, diesmal aber, um nicht auszurasten. Immerhin ist die Panik jetzt weg, sie wurde von der Scham ersetzt, der Scham über mein ganzes Dorf, und ich nehme mir fest vor, nachher in aller Ruhe anzusprechen, warum es einfach nicht okay ist, Worte wie »Muselmann« zu benutzen – auch dann nicht, wenn der Text eines dreckigen Volkslieds das vorgibt.

Diesen unterschwelligen Rassismus, den hab ich noch nie gecheckt. Als kleines Kind war es mir verboten, mit dem Nachbarsjungen zu spielen, weil der kein gebürtiger Deutscher war. Natürlich hat man mir das nicht so gesagt, sondern damit argumentiert, dass der Junge schwer erziehbar und deshalb von seinen Eltern weggeholt und nach Deutschland geschickt worden sei. Das habe ich damals schon nicht geglaubt, denn er war immer sehr nett, außer manchmal, wenn er mich an den Haaren zog. Es konnte nur niemand seinen Nachnamen richtig aussprechen, wenn darüber geredet wurde, dass das mit seinen Eltern schon irgendwie komisch sei.

Die Fahrt dauert nur zehn Minuten, doch ich bin froh, als die Bahn endlich an der richtigen Station hält und die Gruppe auf mein Signal hin aussteigt. Ich warte vor dem Hotel, bis alle an der Rezeption verschwunden sind, und zünde mir mit zittrigen Fingern eine Kippe an. Ich weiß, dass es für meinen Vater der Untergang wäre, wenn jemand wüsste, dass ich rauche, also mache ich es ihm zuliebe heimlich, obwohl ich längst alt genug bin, um selbst über mein Leben zu entscheiden. Als ich gerade einen tiefen Zug nehme, kommt meine Mutter mit zwei Freundinnen aus der Schwingtür des Hotels. Ich lächle entschuldigend und biete ihnen Feuer an. Eine der Damen fragt, ob ich gerade einen Joint rauche, und ich sage: »Nee, ich drehe immer selbst«, und damit ist das Thema durch. Meine Mutter lädt mich ein, für einen Moment noch mit auf ihr Zimmer zu kommen, und ich hab eigentlich echt keinen Bock, weil sie es mit acht Leuten teilt, doch da oben gibt es angeblich Essen, und ich hab schon viel zu lang nichts mehr gegessen, also gehe ich mit hoch. Das versprochene Essen entpuppt sich als Käsebrot und eine Handvoll Gummibärchen. Ich nehme nichts davon, dafür aber äußerst dankbar ein Glas Sekt entgegen, das mir angeboten wird. Die Damen haben fünf Flaschen davon aufs Zimmer geschmuggelt. Sie verhalten sich mit Ende 40 noch wie Teenagermädchen, und ich frage mich mal wieder, wieso ausgerechnet ich als das schwarze Schaf des Dorfes gelte.

Ich stürze den Inhalt des Glases hinunter und lasse mir ein zweites geben. Es geht um Chormitglieder, die sich auf der Fahrt danebenbenommen haben, das schäbige Hotel und wie abgefuckt Berlin eigentlich ist, nur dass halt niemand wirklich »abgefuckt« sagt, sondern andere Wörter dafür benutzt, doch die Message ist schon klar. Ich frage mich, wer sich hier eigentlich gerade *nicht* danebenbenimmt. Ich stehe in der Großstadt und bin trotzdem auf dem Dorf. Nüchtern ist das echt nicht zu ertragen. Das ist der Grund, weshalb ich früher schon gesoffen hab.

Der erste Punkt auf der Tagesordnung ist eine Bootstour auf der Spree. Ich bin mittlerweile gut dabei, und das ist auch nötig, denn anders würde man mich nicht mit dem kompletten Chor auf dieses Schiff bekommen. Obwohl Schwimmen eines meiner liebsten Hobbys ist, habe ich panische Angst vor Wasser, weil ich es nicht einschätzen kann. Trotzdem zieht es mich immer wieder magisch an, und ich glaube, wenn ich nicht vom Alkohol schon leicht betäubt wäre, würde ich lieber in die Spree springen, als zwei Stunden lang mit meinem Vater und den ganzen anderen Menschen aus dem Dorf, die ich eigentlich nie wiedersehen wollte, auf einem Boot über dieselbe zu schippern.

Mein Vater hat einen Platz neben sich frei gehalten, dabei wollte ich viel lieber neben Lotte sitzen, die mittlerweile auch dabei ist, aber jetzt bin ich eben hier gefangen, und er legt immer wieder demonstrativ den Arm um mich, so als wären wir superglücklich zusammen, dabei rede ich nur mit ihm, weil ich es muss, um das Bild nach außen hin aufrechtzuerhalten. Und dann kommt jemand vom Schiff und fragt, ob ich was trinken will, ich sage »Bier«, mein Vater räuspert sich, ich bestelle stattdessen eine Coke, wünsche mir, es wäre Kokain, und denke darüber nach, einfach mal kurz über die Reling zu kotzen.

Immer wieder verschwinde ich unter Deck, denn dort kann ich heimlich rauchen und der unangenehmen Atmosphäre im oberen Bereich des kleinen Schiffs entfliehen. Ab und zu kommt Lotte hinzu, die mit der Situation an Deck irgendwie besser klarkommt als ich, und wir reden über früher, also die Zeit, in der wir noch zu Hause gewohnt und selbst in diesem Chor gesungen haben, weil unsere Eltern das so wollten. Darüber, dass sich seitdem nichts verändert hat, und über ihren damaligen Schwarm, der auch mit an Bord ist und immer noch sehr gut aussieht. Ihr Schwarm ist die Karte, die mein Vater immer zieht, wenn er vom Scheitern spricht. Er muss jetzt Ende 20 sein, die Schauspielkarriere ist gefloppt, »brotlose Kunst« eben, wie mein Vater immer sagt, ganz genauso wie bei mir, und dann wurde er essgestört, so wie ich halt depressiv. Ich bewundere ihn sehr dafür, dass er sich gegen alles aufgelehnt hat und seinen Weg gegangen ist, denn Scheitern gehört dazu, und wir sind ja alle schon an irgendwas gescheitert – mein Vater zum Beispiel an seiner Ehe und der Erziehung seiner Kinder.

An Deck wird immer wieder gesungen, und das ist mir richtig unangenehm, war es mir schon immer. Mein Vater hat immer losgeträllert, ganz egal, wo er gerade war, und ich konnte nur danebenstehen und diese Peinlichkeit über mich ergehen lassen, und das hat mir die Lust am Gesinge geraubt – dabei sing ich eigentlich gern, und meine Whitney-Houston-Performances in der Karaokebar ums Eck sind mittlerweile legendär. Ich singe nie vor Leuten, außer wenn ich so richtig betrunken bin, denn nur dann trau ich mich, dabei hab ich eigentlich 'ne ganz gute Stimme und treff dank diverser Unterrichtsstunden auch die Töne, doch in meinem Kopf, da sitzt immer mein Vater, und er trällert einfach vor sich hin. Das ist mir so furchtbar unangenehm, dass ich selbst aufgehört hab zu singen, also ernsthaft zu singen, außerhalb dieser Karaokebar, in der ich immer nur lande, wenn ich so richtig voll bin.

Irgendwann ist die Fahrt vorbei, und ich muss noch mit der Gruppe essen gehen, ganz allein, weil Lotte mit ihrer Familie unterwegs sein wird, und ich, na ja, ich hab keine Familie mehr. Es sind zwar alle hier, also Vater, Mutter, Schwester, Stiefmutter, Stiefgeschwister und ich, aber hier redet keiner mit dem anderen. Ich muss mich der Gruppe meiner Mum anschließen, weil mein Vater jetzt eine andere Familie hat, und mit der muss er shoppen gehen, also schön ins KaDeWe. Ich werd nicht einmal gefragt, ob ich auch mitkommen will. Die Gruppe meiner Mum säuft wenigstens.

Man sagt ja, Ablenkung sei gut bei Liebeskummer, dabei weiß ich nicht mal, ob ich überhaupt richtig Liebeskummer hab. Auf jeden Fall muss ich das erst mal verdauen, dass Tjark und ich nicht mehr zusammen sind, doch mir bleibt einfach keine Zeit, kommen doch ständig neue Dinge hinzu, die verdaut oder zumindest ausgekotzt werden wollen. Ich quäle mich durch den Tag, mache gute Miene zum bösen Spiel, erzähle jedem, was ich aktuell so mache: »Ja, ja, Studium läuft gut, jetzt, in den Ferien, da arbeite ich viel, sofern ich nicht über den Büchern hänge und die vorgegebenen Hausarbeiten schreibe, ja, das Tattoo ist echt, aber es ist ja nur ganz klein und ganz sicher auch das letzte, nein, heiraten will ich dieses Jahr nicht, und mit Kindern lass ich mir auch noch Zeit, ich studier ja noch, und 25 ist mir echt noch zu früh, aber ja, irgendwann komm ich vielleicht zurück aufs Dorf, ja, ja, du hast ja schon ein bisschen recht, das Dorfleben war immer geil, und die Großstadt ist nichts für ein Kind, erst mal kommt aber das Geldverdienen, ja, ich weiß, brotlose Kunst, aber ey, zur Not werd ich halt Taxifahrer oder Ticker.« Niemand lacht.

Ich bin froh, als ich endlich nach Hause kann, weg von alldem, ein bisschen Zeit mit meiner Schwester verbringen, dem einzigen Menschen aus meiner Familie, den ich länger als 24 Stunden um mich herum ertrage. Sie ist wesentlich abgebrühter als ich, hält das alles besser aus – klar, sie war schon immer irgendwie anders, also anders als ich. Wenn sie keine Lust hat, kommt sie einfach nicht, und sie sagt immer ihre Meinung, ganz egal, ob mein Vater das jetzt gutheißt oder nicht, und sie versteckt auch ihre Piercings nicht, wenn die Verwandtschaft zu Besuch ist, wohingegen ich immer aufpasse, dass man bloß nichts von meinem tätowierten Körper sieht. Meine Schwester ist so, wie ich sein will, wenn ich groß bin, dabei ist sie fünf Jahre jünger als ich, doch im Kopf schon so viel weiter, oder sagen wir lieber: selbstsicherer.

Meine Schwester schläft für drei Nächte bei mir, und wir wollen nachher gemeinsam zu dem Konzert, für das unsere Eltern mit dem Chor nach Berlin gekommen sind. Die Musik interessiert uns eigentlich nicht. Es geht nur darum, das Bild aufrechtzuerhalten – das Bild einer Familie, die es schon lange nicht mehr gibt. Ich hab keine Lust, wirklich nicht. Das ist nicht die Depression, das ist einfach keine Lust – aber vielleicht ist es auch die Depression, um ehrlich zu sein, hab ich keine Ahnung, was das gerade ist, ich weiß nur: Ich will nicht raus. Ich gehe duschen, in der Hoffnung, dabei ein wenig runterzukommen, an der frischen Luft war ich heute schließlich lang genug, doch es hilft nicht. Mühevoll schleppe ich mich vom Bad zum Kleiderschrank und von da aus zurück ins Bett, nur um mich wieder hineinzulegen, die Decke anzustarren und die rostigen Nägel und Erhebungen der Raufasertapete neben mir zu zählen. Bei 27 halte ich an und ritze mit dem Fingernagel eine Kerbe an die Stelle, wo die Erhebung zu fühlen ist. 27. Die 27 ist mein Ziel. Schon krass, wie mich an manchen Tagen nur diese eine Zahl aufrechterhält. Ich glaube, wenn du die 27 überlebst, dann überlebst du alles.

Das Konzert sage ich ab, oder besser gesagt: Ich lass es meine Schwester für mich tun. Mir fehlt einfach die Kraft. Nicht nur die Kraft, dort hinzugehen, sondern auch die, eine simple SMS zu schreiben, dass ich nicht kommen kann. Die Lage überfordert mich. Ich kann nicht länger mit einem Lächeln durch die Welt laufen, wo es mir wirklich richtig scheiße geht, und ich kann nicht das gute Mädchen mit der etwas verrückten, aber liebevollen Patchworkfamilie spielen, weil das alles eine Lüge ist. Ich gehe also einfach nicht hin, obwohl ich bereits fertig angezogen und geschminkt bin. Noch eine Konfrontation mit meinem Vater und dem Chor, und ich bin endgültig am Ende. 27. 27. 27.

Ich schlafe ein und wache erst wieder auf, als meine Schwester vom Konzert zurückkommt. Obwohl sie nicht einmal versucht hat, mich zu überreden mitzukommen, ist sie stinksauer auf mich, weil sie alleine durch die Scheiße musste – und natürlich, weil sie diesmal diejenige war, die all die Fragen über mich beantworten musste. Die Fragen, die ich längst nicht mehr beantworten kann, nicht beantworten will. Fragen, auf die ich doch heute Mittag schon längst Antworten gegeben hab, warum zur Hölle merkt sich eigentlich keiner, was ich sag? Ich lasse meine Schwester schimpfen und denk mir, *Jetzt fühlst du mal, was ich hier gerade durchmach*, und dann klingelt mein Handy, und mein Vater ist dran. Auch er ist sauer, dass ich nicht da war, und ich sage, ich musste arbeiten. Er hört gar nicht richtig zu, sondern labert einfach weiter. Davon, wie unangenehm ihm das doch war und dass er jetzt zehn Euro umsonst für meine Karte geblecht hat, und ich denk mir, *Wtf, ist das hier gerade echt dein Ernst, du motzt über verfickte zehn Euro, während mein Leben grad den Bach runtergeht*, und frage:

»Habt ihr keine Gästeliste, oder was? Man zahlt doch nicht für das Konzert von seinen Eltern!« Und irgendwie findet er das nicht lustig, ich meine, ist es ja auch nicht, doch mir ist grad nach Streit, und als er fragt, was ich den ganzen Abend so gemacht hab, gehe ich in die Vollen:

»Ich hab da grad so ein Projekt am Start, noch nichts Konkretes, aber sehr geil, businessmäßig hab ich mich noch nicht festgelegt, irgendwas im kreativen Bereich, bloß kein Nine-to-five-Job, find ich ja megaätzend. Ich mach gerade einen Fashionblog und laufe mit meiner Spiegelreflex durch Friedrichshain und mache Fotos von Streetart und interessanten Leuten, Hauptsache, hier in Berlin.«

Natürlich merkt er nicht, dass ich gerade Kraftklub zitiert hab, und es ist ja noch nicht mal wirklich gelogen. Er sagt nur »Okay« und dass er mich morgen gerne sehen würde. »Ich hab keine Zeit«, antworte ich, weil er eh nicht versteht, dass es mir einfach richtig schlecht geht und ich gerade keinen sehen kann, und dann sagt er: »Schade, bis bald.« Wir legen auf, und ich fang erst mal an, richtig krass zu lachen, weil ich den Kraftklub-Move so geil finde. Im Hintergrund schimpft meine Schwester weiter. Ich rauche noch einen Joint und gehe wieder schlafen.

Ich wache auf, als es an der Tür klingelt. Jemand benutzt den geheimen Klingelcode, den ich nur für meine Freunde eingeführt hab. Ich öffne nicht oft die Tür, meistens ist es nur die Post, oder es sind die Zeugen Jehovas, und ganz ehrlich, da bleib ich lieber liegen. Doch wenn jemand den Code benutzt, dann mach ich immer auf. Der Code heißt nämlich, dass jemand gerade ganz dringend Zuflucht braucht, und die gibt es bei mir immer, an jedem Tag, in jeder Nacht – ganz egal, wie dreckig es mir gerade selbst geht. Ich frag mich noch, wer das sein kann, weil ich den wichtigsten Menschen schon gesagt hab, dass ich gerade mal Zeit für mich brauch, da ist meine Schwester schon aufgestanden und öffnet vorsichtig die Tür.

Und ich? Ich raste aus. Nicht nach außen hin, sondern innerlich. Ich hab die Stimme genau erkannt, und ich kann einfach nicht fassen, dass sie ihm echt den Code gegeben hat, ihm, meinem Vater, also der letzten Person, die ich gerade in meiner Wohnung haben will. Ich rufe in den Flur, dass sie doch in die Küche gehen sollen, um zu reden, weil ich gerade am Arbeiten bin, und dann schnappe ich mir den Laptop und scrolle wahllos durch mein Tumblr-Dashboard. In der Küche herrscht eisiges Schweigen, zumindest soweit ich das beurteilen kann, ich versuch erst gar nicht, genau zu hören, was passiert. Zehn Minuten ist es leise, dann höre ich Schritte, die nur zu meinem Vater gehören können, und ich hoffe inständig, dass er nur mal ins Bad muss oder einfach wieder geht, aber natürlich kommt er direkt in mein Zimmer, meinen Safe Space, und er klopft noch nicht mal an, stürmt einfach herein, so, wie er das früher schon getan hat, wenn er geglaubt hat, dass ich heimlich masturbiere, ich mein, das ist doch echt krank, und ich glaub oft, dass nicht ich die Kranke bin, sondern mein Dad.

Einmal, als ich noch jünger war und eine Freundin bei mir schlief, kam er einfach so herein, ohne zu klopfen, und wir waren gerade nackt, na ja, halb nackt und verglichen unsere Körper mit denen der Frauen aus den Magazinen. Damals wollt ich viel lieber ein Junge sein und niemals richtige Brüste kriegen. Meine Freundin und ich, wir fassten uns gerade gegenseitig an die Stellen, wo später mal ein Busen wachsen sollte, und mein Vater kam herein, sah uns, ging wieder hinaus, und am nächsten Tag bekam ich Hausarrest, und schlafen durfte ab da auch niemand mehr bei mir. Einen Schlüssel für mein Zimmer gab es nie, und ich weiß, dass er auch meine Schwester so krass kontrolliert hat und dass ihr Freund immer in meinem alten Zimmer schlafen musste, als ich ausgezogen war.

Mein Vater steht also in meinem Zimmer und meint, wir müssten reden, dabei will ich gerade echt nichts sagen, muss erst mal selbst mit alldem, was in den letzten Wochen war, klarkommen. Ich bitte ihn, einfach zu gehen, doch er bleibt, also schiebe ich die Arbeit vor und dass ich Geld verdienen muss, denn Geld, das ist das Einzige, was bei meinem Erzeuger wirklich zieht. Seit ich denken kann, geht es ihm immer nur um Geld. Man spricht nicht offen darüber, doch es ist immer wieder Thema. Ich sage also, dass ich Geld verdienen muss, weil ich endlich unabhängig von ihm sein will, doch er akzeptiert nicht, was ich sage, und nötigt mich, mit an den Küchentisch zu kommen, wo bereits meine Schwester sitzt und eine Fresse zieht.

Ich setze mich zu ihr und warte darauf, dass jemand

etwas sagt. Mein Vater ergreift das Wort und fragt noch einmal, wieso ich nicht auf dem Konzert war. Ich überlege eine Weile, ob ich nicht einfach wieder lüge, entscheide mich jedoch, endlich die Wahrheit zu sagen, und erzähle ihm, dass es mir gerade echt schlecht geht, dass ich in der Uni nur Probleme hab und dass zu allem Überfluss meine Beziehung in die Brüche ging. Er schaut mich erstaunt an und fragt, ob ich denn nicht mehr zur Therapie gehe. Ich bin verwundert, dass er überhaupt noch weiß, dass ich in Behandlung bin, und sage: »Doch, klar, nur weißt du, das geht halt nicht so schnell vorbei.« Und er schweigt und nickt und fängt dann wieder von vorne an. Warum ich mich nicht ihm zuliebe zwingen kann, meinen Verpflichtungen einfach nachzugehen. Unterstellt mir, ich würde ihn bewusst blamieren, wie ich es immer schon getan hätte, und meint dann, ich würde mich ausruhen auf dem Geld, das er mir gibt. Dann fängt er an, mich mit Leuten zu vergleichen, mit denen er mich immer schon verglichen hat, und erzählt mir, wie erfolgreich die so sind und dass es jeder einmal schwer hat. Auch er habe hart um seine Karriere kämpfen müssen, heutzutage muss das doch jeder, und das Einzige, was hilft, ist, sich auf den Arsch zu setzen und es einfach mal zu tun. Ich versuche, zu erklären, dass ich das wirklich grad nicht kann, und versuche, ihm meine Krankheit zu erklären, wie ich es schon so oft getan habe. Er hört aufmerksam zu und nickt, und gerade, als ich glaube, dass er es diesmal verstanden hat, sagt er: »In meiner Firma ist einer, der hat Krebs, und der hat auch fertig studiert und arbeitet jetzt fest.«

Oh, wow, denke ich, *Leidvergleich,* und schalte innerlich ab. Klar, Krebs ist schlimm, nur dass viele Leute daran viel zu früh sterben, macht meine Depression auch nicht besser. Mein Vater definiert derweil wieder »richtige Krankheiten« und solche, die eben »keine richtigen Krankheiten« sind, und ich lächle nur mild und frage, ob er die Genitalwarzen seiner Frau als richtige Krankheit bezeichnen würde oder nicht. Er muss schlucken, sagt aber nichts. Das mit dem Sich-wie-ein-Arschloch-verhalten hab ich eindeutig von ihm.

Er wechselt das Thema und fragt nach meinen Freunden, wobei er, genau genommen, nicht wirklich nach meinen Freunden fragt, zumindest nicht so, wie man sich das vorstellt – er nennt gewisse Namen und fragt dann, was die eigentlich machen, ob sie dabei von ihren Eltern finanziell unterstützt werden und wie viel sie später mal verdienen.

Meine Freunde werden alle von ihren Eltern unterstützt, wenn auch nicht alle finanziell. Ich habe Glück, kann man so sagen, denn meine Eltern können zahlen. Müssen sie auch, so blöd das klingt. Mit dem Geld, das ich verdiene, kann ich gerade so meine Wohnung halten, und ich wohne echt günstig für Berlin. Ich zahle weniger als zu der Zeit, in der ich noch in Würzburg studiert habe, wohne dafür aber besser, in einer größeren Wohnung, einem schöneren Kiez. BaföG hab ich nie bekommen. Mein Vater hat zwar immer behauptet, er könne sich mein Studium nicht leisten, weil er selbst so viel zu zahlen habe, war aber dennoch nie bereit, mir die nötigen Unterlagen für die Beantragung der staatlichen Ausbildungsunterstützung auszufüllen. Ich glaube, er hat Angst, dass jemand sieht, wie viel er eigentlich verdient – und das kann gar nicht so wenig sein, immerhin hat er ein Haus, zwei Autos, Designermöbel und finanziert neben meiner Schwester und mir noch zwei Kinder, die nicht seine sind. Freiwillig. Ich habe also wirklich Glück, denn eigentlich müsste ich mir um das Finanzielle keine Sorgen machen – wenn er denn den gesetzlich festgelegten Unterhalt zahlen würde. Meine Freunde werden von ihren Eltern auf die Art und Weise unterstützt, die ich mir immer gewünscht hab: mit Liebe, Zuneigung und Interesse an den Dingen, die sie tun. Ich hingegen hab das nie erfahren und sage ihm das jetzt auch so direkt.

Mein Vater versteht das wieder nicht und macht mir Vorwürfe, dass ich ja abgehauen bin, ihn ganz bewusst nicht an meinem Leben teilhaben lasse und dass er sich verarscht vorkommt, weil er hier nur der Zahler ist. Ich breche in Tränen aus. Ich rufe meinen Vater einmal in der Woche an, auch wenn mir das echt schwerfällt, da er immer nur die gleichen Fragen stellt. Er fragt nie, wie es mir geht, sondern nur, wie lang ich noch studieren will. So, als ob sich das von Woche zu Woche ändern würde, und ich erklär ihm jedes Mal, wie weit ich bin, und versuche dann, ihm von den Seminaren zu erzählen, doch er hört mir gar nicht zu, weiß noch nicht einmal, was ich genau studiere, dabei kann es doch nicht so schwer sein, sich den Begriff »Germanistik« oder wenigstens »Deutsch« zu merken. Dann spricht er über meinen Job und dass ich endlich mal was Richtiges erreichen muss – dabei hat er überhaupt keine Ahnung, was ich beruflich eigentlich so mache –, damit ich da hinkomme, wo ich nach dem Studium hinwill. Und ich glaub, die ganzen Artikel, die ich für das Literaturmagazin geschrieben hab und die ich ihm in regelmäßigen Abständen zugeschickt hab, damit er mal was Greifbares hat, hat er nicht einmal gelesen, denn sonst wüsste er, was im letzten Jahr mein Job war.

Mittlerweile hat auch meine Schwester angefangen zu heulen. Sie kennt diese Gespräche auch, sie kann sie nur viel besser ausblenden als ich – zumindest bis jetzt. Woche für Woche quälen wir uns durch die immer gleichen Telefonate mit unserem Vater, und während ich nach jedem einzelnen Gespräch zusammenbreche und erst einmal meine Therapeutin kontaktiere, tut meine Schwester es erst jetzt.

Ich fühle mich so hilflos wie schon lang nicht mehr. Würde gerne Tjrak anrufen, ihm von alldem hier erzählen, doch er ist ja nicht mehr da.

Mein Vater redet derweil weiter über Jobs. Warum ich denn nicht wie andere Menschen in meinem Alter einfach bei einer der großen Fast-Food-Ketten jobben kann. Da verdient man wenigstens gut, und die Aufstiegschancen stehen auch nicht schlecht, also, wenn man mit Aufstiegschancen meint, dass man vom Burgerbrater zum Schichtleiter befördert werden kann. Dass ich lieber für beschissene Bezahlung in der Buchbranche arbeite als Cheeseburger zu braten, weil ich später nun mal Lektorin werden will und nicht Geschäftsführerin eines Fast-Food-Ladens, in den ich nicht mal als Kundin einen Fuß setze, versteht er wieder nicht. Ich kann das große Fragezeichen über seinem Kopf regelrecht sehen: »Wieso bist du nicht wie die anderen Kinder aus dem Dorf?« *I'm sorry I can't be perfect.*[1]

Es ist ja nicht so, dass ich keine Ziele hätte. Sie erscheinen meinem Dad nur einfach viel zu fremd, und ich erwarte auch nicht, dass er sie versteht – wohl aber, dass er sie zumindest respektiert. Nur weil ich gerade finanziell abhängig von ihm bin, heißt das nicht, dass ich ein Leben leben muss, das er für mich bestimmt. Die Zeit, in der ich unabhängig sein und einen guten Job haben werde, wird kommen – zumindest wenn ich diese Depressionen überleb –, und ich bin mir sicher, dass mein Vater spätestens dann ein bisschen stolz auf mich ist, weil ich das

---

1 Simple Plan – »Perfect«

alles doch gepackt hab. Ich will sein Geld nicht, um mir hier ein schönes Leben zu machen. Ich will aber seine Anerkennung – und ich weiß, dass ich die nur bekomme, wenn ich im Job erfolgreich bin. Oder sagen wir besser: wenn ich gut verdiene. Was ich mache, ist ihm letzten Endes egal. Solange es in keiner Weise um Prostitution oder Pornografie geht. Prostitution und Pornos sind für meinen Vater keine echten Jobs – so wie Depressionen für ihn keine echte Krankheit sind.

Die Diskussion dauert noch zwei weitere Stunden und dreht sich dabei um die immer gleichen Themen. Schließlich geht mein Vater mit den Worten, dass ich ab sofort keinen Cent mehr von ihm sehe. Ich muss mein Studium jetzt also allein finanzieren. Es geht mir ziemlich hart am Arsch vorbei. In meinem Kopf lutsche ich bereits die Schwänze fremder Männer, um an das Geld für die Studienmaterialien zu kommen.

Ich blicke in den Spiegel im Flur, direkt in mein vom Weinen aufgequollenes Gesicht, und muss plötzlich lächeln. Nicht mehr unterstützt zu werden heißt zwar, noch härter kämpfen müssen als bisher – es heißt aber auch, nicht mehr abhängig zu sein von einem Menschen, dessen gesamtes Weltbild ich zutiefst verachte, und ich glaub, jetzt ist der Moment gekommen, in dem mir endlich klar wird, was meine Therapeutin mir seit Wochen sagt: dass ich es echt allein schaffen kann. Und dass es besser wird, als es bisher war, weil ich niemandem mehr Rechenschaft schuldig bin – niemandem außer mir selbst. Es folgt die erste Nacht seit Langem, in der ich schlafen kann, ohne zu kiffen.

Am nächsten Tag erreicht mich eine Mail von meinem Vater. Sie ist voller Vorwürfe an mich, dass ich mich immer falsch verhalten und ihn nicht richtig respektieren würde, wo er doch alles für mich tue. Am Ende ist eine Rechnung angehängt, in der auf den Cent genau festgehalten ist, wie viel Geld ich ihn seit meiner Geburt bis heute schon gekostet hab. Ich lösche die Mail und bin froh darüber, dass ich wenigstens das Kapitel endlich abgeschlossen hab.

8
MINUS GEFÜHLE

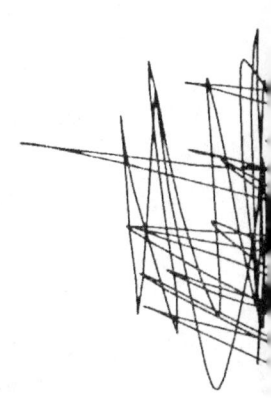

Es ist Sonntagnacht, und ich bin in einem Club in Berlin, wo ich eigentlich nur schnell ein paar Absacker mit den Leuten trinken wollte, die ich wenige Stunden zuvor auf einem Konzert kennengelernt habe. Aus den Absackern wurden mehrere Longdrinks und ein paar Flaschen Bier, und jetzt stehe ich auf der Tanzfläche und gröhle laut die Trashsongs aus den 90ern, die der DJ auflegt. Mein Blick hat längst aufgehört, durch die Menge zu wandern, in der ich mir erhofft hatte, meinen Kryptonitjungen Alexander zu erspähen, der meines Wissens nach auch hier sein müsste, und beschränkt sich stattdessen auf den Fußboden, weil ich den Kopf nicht mehr gerade halten kann. Plötzlich werde ich von hinten angerempelt, so richtig fest, und ich gehe fast zu Boden und höre noch meinen Namen, doch bevor ich wirklich hinfallen kann, fängt mich jemand auf. Ich blicke in ein Gesicht, das ich schon viel zu lang nicht mehr gesehen hab. Es ist Miro, ein Freund aus der Heimat, einer der wenigen Menschen, die mir dort echt ans Herz gewachsen sind, auch wenn wir uns eigentlich immer nur betrunken begegnet sind, so wie jetzt. Ich boxe ihn, weil er mich so fest angerempelt hat, so wie vor zwei Jahren einmal, als ich mir fast die Nase gebrochen hätte, wenn nicht meine Brüste meinen Sturz gemildert hätten. Wir umarmen uns, holen noch zwei Bier und beginnen, auf der überfüllten Tanzfläche einen Jive aufs Parkett zu legen. Leider klappt das nicht wirklich, weil wir so betrunken sind und uns eigentlich nur gegenseitig auf die Füße treten, also wechseln wir auf den Wiener Walzer. Der DJ spielt plötzlich Green Days »Good Riddance«, und das ist es auch, was wir gerade haben: *The Time of Our Lives*. Ich hab mich lang nicht mehr so gut gefühlt wie jetzt, und ich weiß, es ist der Alkohol und ich werde morgen echt hart leiden, doch gerade ist mir das egal, *for what it's worth, it was worth all the while.*[2]

Irgendwann stolpern Miro und ich händchenhaltend aus dem Club, singen doofe Lieder aus der Schulzeit und passen auf, dass der andere nicht fällt. Wir torkeln in Richtung einer Bar, in die ich will, weil Alex mittlerweile dort ist. Mein Kumpel kommt aber nicht hinein, weil er viel zu betrunken ist oder ein Mann oder auch beides, also trennen sich unsere Wege.

Gegen Mittag weckt mich das Klingeln meines Handys. Eigentlich bin ich noch viel zu betrunken, um überhaupt die Augen aufzumachen, doch es ist garantiert Miro, der nur wissen will, ob ich letzte Nacht gut nach Hause kam. Also greife ich rechts neben mich, nehme das Handy in die Hand und stelle fest, dass es gar nicht mein Kumpel ist, sondern meine Mutter.

Sofort setzt ein schlechtes Gefühl bei mir ein. Meine

---

2   Green Day – »Good Riddance«

Mutter ruft mich sonntags nie an, denn sie weiß ganz genau, dass ich jeden Samstag feiern geh und mindestens bis Dienstag brauch, um vollständig aus meinem Alkoholkoma zu erwachen. Dass sie jetzt trotzdem versucht, mich zu erreichen, kann nur eines heißen: Es ist etwas Schlimmes passiert. Ich denke sofort an meine Oma und den Anruf, der mich erreichte, als sie damals einen Herzinfarkt hatte, von dem sie sich bis heute nicht erholt hat. Man hat mich damals erst drei Tage später kontaktiert, als man wusste, dass sie es wirklich überlebt hat. Das hab ich meiner Mum bis heute nicht verziehen, obwohl ich weiß, warum sie es getan hat: Überfordere das arme, depressive Mädchen nicht mit schlechten News, wenn du nicht weißt, wie schlecht sie wirklich sind. Mit zittrigen Fingern drücke ich auf »Annehmen«, und ich weiß nicht, ob mein Körper jetzt wegen der aufkommenden Angst oder des Alkohols verrücktspielt.

»Geht's dir gut?«, fragt meine Mutter, und ich sag: »Na ja, also, ich bin noch wahnsinnig besoffen«, und dann schweigt meine Mum, und ich auch.

Irgendwann sagt sie: »Du, es ist etwas passiert«, und ich schweige immer noch, und dann erzählt sie mir, dass meine Oma gerade stirbt, dass sie bereits im Sterben lag, als ich ein paar Stunden zuvor in 'nem Club feiern war. Ich kann darauf nicht reagieren, die Emotionen überfordern mich, wobei - ich fühl eigentlich nichts dabei - also nichts außer einem wahnsinnig schlechten Gewissen, weil ich so krass betrunken bin, während ein Herzmensch stirbt. Meine Mutter gibt mir die wichtigsten Fakten durch, und dann legen wir auf, und ich gehe in die Küche, wo mein derzeitiger Mitbewohner Kristof mit dem Nachbarn gerade kocht, und sage: »Ey, krass, Leute, meine Oma stirbt grad, und ich bin hier und megavoll.«

Stille. »Umarmung?«, fragt mein Mitbewohner, und ich sag: »Nee, lass mal, mir ist grad nicht danach, und außerdem stink ich nach Bier.« Für einen kurzen Moment wissen wir alle nicht, ob wir jetzt lachen oder weinen sollen, und ich entscheide mich dafür, nichts davon zu tun, und erzähle stattdessen kurz und knapp, was eigentlich los ist.

Meine Oma ist gestürzt. Wie genau das passiert ist, weiß noch keiner. Auf jeden Fall ist ihr Hirnstamm gerissen, und sie ist zwar noch nicht tot, wird jedoch niemals wieder richtig leben. Die Kriminalpolizei ermittelt, weil es ein schlimmer Unfall war, und all das überfordert mich, und ich erzähle es ganz emotionslos, weil es einfach viel zu krass ist, besonders diese Sache mit der Polizei. Auch wenn das nur Routine ist, fühlt es sich an, als würde man jemandem aus meiner Familie unterstellen, er habe meine Oma mit Absicht geschubst, dabei kann sie doch seit ihrem Herzinfarkt sowieso nur noch schwer laufen.

»Und wisst ihr, was das Schlimmste ist?«, frage ich, als ich mit der Geschichte fertig bin. »Dass ich es schon wusste, bevor ich abgenommen hab.« Das ist eben das Ding mit meinen Gefühlen: Wenn ich welche habe, dann täuschen sie mich nie. Ich fühle Trennungen und Kündigungen, schon Wochen bevor sie tatsächlich eintreten, und seit Neuestem scheinbar auch noch den Tod. »Willst du jetzt eine Umarmung?«, fragt Kristof wieder, und ich sage: »Nö, ich muss jetzt ein paar Dinge klären«, also gehe ich zurück in mein Zimmer und kläre ein paar Dinge, sage Termine ab, rufe meine Schwester an und bestelle ein Kleid für die Beerdigung, obwohl ich echt nicht glauben kann, dass meine Oma wirklich stirbt – nach dem Herzinfarkt hieß es doch auch, dass sie stirbt, und ich hab sie vor Kurzem erst noch lachen sehen, als wäre nie etwas passiert. In ein paar Tagen schon ist ihr Geburtstag, und *das Kleid könnte ich auch da anziehen.* Keine Ahnung, wieso ich das denke, vielleicht glaube ich ganz tief in mir, dass sie doch noch weiterlebt. Jedenfalls hätte sie so oder so nicht gewollt, dass ich zu irgendeinem Anlass Schwarz trage, also ist Gelb nicht so verkehrt. Die Schuhe, die ich dazu tragen will, stehen noch bei einer Freundin, also schreib ich ihr eine SMS mit der Bitte, sie mir in den nächsten Tagen vorbeizubringen – nach Möglichkeit, bevor ich die Nachricht bekomme, dass ich wirklich zu einer Beerdigung muss. Mia antwortet prompt:

> Die Schuhe sind bei meinem Freund, und ich bin gerade nicht in der Stadt, du wirst also noch ein paar Tage warten müssen.

> Kann ich sie nicht einfach bei ihm abholen?

> Mein Freund muss immer lange arbeiten.

> Ich bin zeitlich flexibel, und das mit den Schuhen wär grad echt wichtig. Weißt du, meine Oma liegt im Sterben, und ich würd die Schuhe gerne tragen, wenn sie nächste Woche wirklich beerdigt werden muss.

Ich habe keine Ahnung, warum mir das so wichtig ist, genau jetzt an diese verfickten Schuhe zu kommen. Vermutlich ist es so eine Art Schutzreaktion, damit ich das, was gerade mit meiner Oma passiert, noch eine Weile wegschieben kann.

Zwei Minuten später schreibt Mia zurück:

> Mein Freund kann nicht.

Kein Wort zu dem, was ich ihr da eben erzählt hab, und plötzlich wird mir bewusst, wie hart das wirklich für mich ist, und ich spüre ein Gefühl aufkommen, doch es ist keine Trauer, es ist Wut – Wut auf meine Freundin, die meine Lage nicht versteht.

Mia und ich hatten schon immer ein seltsames Verhältnis zueinander. Ich hab mal mit ihrem Mitbewohner geschlafen, einmal nur, weil uns beiden langweilig war, und seitdem ist sie manchmal echt komisch zu mir und hält ihren Freund ganz bewusst von mir fern – zumindest glaub ich das, denn sie erzählt mir immer, dass er mich blöd findet, dabei hab ich ihn noch nie getroffen. Ich bin mir auch ziemlich sicher, dass sie ihm erzählt, dass ich ihn kacke finde, weil sie Angst hat, dass ich sonst mit ihm schlafe.

Ich schicke ihr noch eine SMS:

> Hör mal, meine Oma hatte einen Unfall und wird vermutlich sterben. Deine Reaktion darauf ist wirklich uncool. Irgendwas hättest du ja sagen können, auch wenn du nichts dabei verspürst. Das macht man so unter Freunden, weißt du? Ich frag deinen Freund, ob er meinem Mitbewohner die Schuhe geben kann, der arbeitet doch nebenan. Es ist mir wirklich, wirklich wichtig.

> Wenn du meinen Freund anschreibst, krie-
> gen wir tierisch Stress. Er wird dir sowieso
> nicht antworten, weil er dich nicht leiden
> kann.

Ich muss ihre Antwort mehrmals lesen, um zu verstehen,
was sie mir damit sagen will. Da ist sie wieder – diese
Angst, dass ich ihr einen Kerl ausspannen könnte. Wir
haben oft über ihn und die anderen Frauen gesprochen,
die er so mit nach Hause bringt, und Mia akzeptiert das
halt, auch wenn sofort Schluss wäre, wenn sie nur mit
einem anderen knutschen würde. Doch ernsthaft, macht
sie jetzt wirklich zu meinem Problem, dass ihr Freund ein
Fremdgänger ist? Ich will doch nur an meine Schuhe.

Ihre letzte SMS macht mich so wütend, dass ich mich
sofort an den Rechner setze und ihren Freund auf Facebook adde. Ein paar nette Zeilen dazu, ein bisschen auf
die Tränendrüse gedrückt – und absenden. Wenn ich so
richtig sauer bin, werde ich verdammt berechnend; also
ein Arschloch, das nur auf seinen eigenen Vorteil bedacht
ist. Die Nachricht wird sofort als gelesen markiert. Fünf
Minuten später kommt die nächste SMS von Mia:

> Das war's mit uns.

Natürlich sprechen sie sich ab! Ich mache in Gedanken
einen Haken an die Schuhe und öffne den Link zu einem
Onlineshop. Soll das Miststück die Scheißschuhe doch
behalten – und das, was sie Freundschaft nennt, am besten auch gleich mit. Ich kann ihr verficktes Problem
nicht verstehen, es ist ja nicht ihre Oma, die hier gerade
im Sterben liegt, warum giftet sie mich also an? Menschen, die ihre Egoprobleme auf den Schultern anderer

austragen, fand ich schon immer richtig blöd – obwohl ich das oftmals nicht anders mache.

Ich öffne ein paar weitere Links, und gerade, als ich ein hübsches, schwarzes Paar Ankle Boots aus Glattleder mit leichtem Absatz in den Warenkorb gepackt habe, meldet sich der Facebook-Messenger mit dem vertrauten Geräusch, das eine neue Nachricht signalisiert. Ich klicke auf den noch geöffneten Tab und sehe voller Überraschung, dass es Mias Freund ist. Er spricht mir zuerst sein Beileid aus und bietet dann an, dass ich die Schuhe noch am selben Abend bei ihm holen könne. Ich sage zu, lasse mir seine Adresse geben und mache mich auf den Weg. Das Gefühl der Wut wird zu einem Trumpf gegenüber meiner Freundin – oder besser gesagt: über die Person, die sich mal Freundin nannte.

Als ihm gegenüberstehe, bin ich wirklich überrascht. Ich hab schon viel von ihm gehört und nichts davon war gut. Neben Beschwerden über den etwas seltsamen Charakter sprach Mia auch oft über seine dickliche Figur und die zusammengewachsenen Augenbrauen, doch der Mann, der gerade vor mir steht, ist überhaupt nicht unattraktiv und hat ein dickes Grinsen im Gesicht, als er mich sieht. »Ich wollte dich schon immer mal kennenlernen«, sagt er, »und es ist echt schade, dass es ausgerechnet unter diesen Umständen geschieht.«

Ich muss lachen und stimme zu, und dann sagt er: »Möchtest du zum Essen bleiben?«, aber ich find das eher uncool, hat sich meine berechnende Handlung doch längst gelohnt, weil ich meine Schuhe wiederhab. Ich schnappe mir die schwarzen Stiefeletten, die über und über mit Schlamm beschmutzt sind, umarme diesen fremden Mann noch einmal herzlich und verschwinde dann hinaus in die kühle Nacht.

Zu Hause schmeiße ich die Schuhe in die Ecke und werfe etwas Tavor ein. Ich bin nicht wirklich aufgewühlt, sondern immer noch wütend. Wütend auf die Welt und darüber, dass ausgerechnet den besten Menschen immer schlimme Dinge passieren. Wie meiner Oma.

Am nächsten Tag rufe ich fast stündlich meine Mutter an, um zu hören, wie es meiner Oma geht. Sie ist immer noch am Leben, obwohl die Ärzte gesagt haben, dass sie die Nacht nicht übersteht. Und alles, was ich dazu sagen kann, ist: »Boah, ey, typisch Oma, die kriegste aber echt nicht klein«, und meine Mutter lacht und sagt: »Sie war schon immer so!« Nur dass sie halt jetzt wirklich sterben wird, also, das sagen zumindest die Ärzte, doch ich glaub ihnen nicht mehr, und mittlerweile empfinde ich Angst – Angst, dass meine Oma leidet, obwohl mir von allen Seiten versichert wird, dass sie wirklich nichts mehr fühlt. »Mama, wenn ich dann nach Hause komme, also ...« Ich zögere. »Soll ich dann für uns alle Gras mitbringen? Wir könnten Haschbrownies backen.« Ich will mich betäuben, obwohl ich innerlich bereits betäubt bin. Meine Mutter antwortet, dass sie keine Drogen will, weil sie jetzt funktionieren muss, und bittet mich, nicht zu viel davon zu rauchen, und ich antworte: »Nee, du weißt doch, ich hab aufgehört«, und dass ich jetzt halt einen zur Beruhigung rauchen will. »Pass auf dich auf«, sagt sie, und ich entgegne: »Pass bitte auf Oma auf«, und dann legen wir auf. Ich drehe mir einen Joint, entscheide mich jedoch dafür, ihn nicht anzuzünden, und werfe stattdessen noch eine Tablette zur Beruhigung ein – aus Angst, dass das Gras vielleicht doch eine Emotion in mir auslösen könnte, und das kann ich grad wirklich nicht gebrauchen.

Es gibt ein paar Dinge, die ich jetzt regeln muss, und dazu brauch ich einen klaren Kopf. Schritt Nummer eins: Patientenverfügung. Ich will, dass man mich sterben lässt, wenn ich mal einen Unfall hab oder einfach nicht mehr in der Lage bin, selbst über Behandlungen zu entscheiden. Die Situation meiner Oma kann ich nicht kontrollieren, meine eigene hingegen schon, und jetzt erscheint mir der richtige Zeitpunkt, genau das in Angriff zu nehmen. Wer weiß – vielleicht bring ich mich eines Tages ja tatsächlich einmal um oder versuche es zumindest, und dann will ich echt nicht gerettet werden.

Als Nächstes suche ich nach Sterbehilfe. Meine Mutter und ich sprachen vorhin kurz darüber. Ich verstehe nicht, warum man meiner Oma nicht einfach eine Überdosis von irgendwas gibt, wenn sie sowieso stirbt. Warum sie jetzt da liegen und vor sich hin sterben muss, wenn kein Arzt mehr etwas für sie tun kann, weil einfach ihr verfickter Hirnstamm gerissen ist und sie bis auf die Tatsache, dass ihr Herz noch schlägt, eigentlich schon längst gestorben ist. Es versucht mir zwar jeder zu versichern, dass sie gar nicht mehr merkt, was eigentlich mit ihr passiert – doch wer will das schon wissen? Kein Wissenschaftler oder Arzt der Welt kann wissen, wie sich Sterben anfühlt. Ich glaube schon, dass man es spürt. In Gedanken sterb ich oft, ganz oft sogar, und wenn es in Gedanken schon so schmerzt, dann in echt wohl noch viel mehr.

Dass es in Deutschland keine vernünftige Regelung für Sterbehilfe gibt, ist ja schon ein Ding für sich. Dass aktive Sterbehilfe selbst in den Ländern, in denen sie prinzipiell zulässig ist, nicht für Menschen mit behandlungsresistenten Depressionen gilt, ist noch mal ein ganz anderes.[3]

---

3 Im Juli 2015 wurde in Belgien der Wunsch nach Sterbehilfe für eine 24-jährige depressive Frau bewilligt.

Nicht immer helfen die Tabletten. Nicht immer hilft eine Therapie. Es ist wie mit jeder anderen unheilbaren Krankheit auch. Man vegetiert vor sich hin und hofft darauf, dass man irgendwann stirbt, während andere Menschen, ganz salopp gesagt, ein Blatt Papier unterzeichnen und sich hinrichten lassen dürfen. Ich finde, psychisch Kranke sollten diese Möglichkeit auch haben. Vor allen Dingen will ich aber gerade, dass meine Oma endlich von ihren Qualen erlöst wird, damit sie den ganzen Scheiß nicht mehr ertragen muss und damit auch meine Familie endlich wieder zur Ruhe kommen kann, statt nur am Bett darauf zu warten, dass meine Oma den ihr längst prophezeiten letzten Atemzug tut.

Eigentlich will ich nach Hause fahren, um ihr selbst die Hand zu halten, doch man rät mir davon ab, hält mich für emotional nicht in der Lage, das alles zu bewältigen. Es ist der erste Todesfall in meinem persönlichen Umfeld, und ich hab noch nicht gelernt, damit umzugehen, doch im Prinzip fühl ich mich ganz okay. Das Schlimmste für mich ist, dass ich nichts tun kann – also nichts, außer zu warten, und ich hasse Warten, vor allem auf den Tod, auf den ich auch oft bei mir selbst warte. Statt meine Sachen zu packen und jetzt schon nach Hause zu fahren, soll ich lieber meinen Opa anrufen, meint meine Mutter, doch das ist eine Sache, die mir gerade zu viel ist. In meinem Kopf ist er jetzt ein gebrochener Mann, der die Liebe seines Lebens viel zu früh verloren hat, und auch wenn ich selbst kaum Emotionen hab – ich will die der anderen Menschen gerade echt nicht fühlen.

Drei Tage später kommt der erlösende Anruf. »Oma ist tot«, sagt meine Mutter, und ich antworte: »Endlich!«, und es klingt so falsch, doch es ist das, was ich fühle: Endlich ist die Qual vorbei. Sie sei einfach eingeschlafen, sagt man mir, doch das glaub ich nicht – ich meine, sie war die ganze Zeit nicht richtig wach –, und ich frag mich eh, warum man so beschissene Metaphern für den Tod benutzt. Wenn man einschläft, dann wacht man ja auch wieder auf, sonst ist man nämlich nicht eingeschlafen, sondern schlicht und ergreifend gestorben. So wie meine Oma.

Tonlos erzähle ich meinem Mitbewohner von dem Gespräch und bitte ihn, das Zugticket für die Fahrt zur Beerdigung für mich auszudrucken. Er findet es komisch, dass ich so emotionslos und fast pragmatisch reagiere, aber er lässt mich meine Sache machen, und das tut echt gut. Die Koffer stehen gepackt vor der Tür, auch wenn ich erst in einer Woche gehen muss, und ich fühle mich sicher – zumindest so lange, bis ich daran denke, dass ich ja meiner Familie unter die Augen treten muss und ihre Gefühle mitbekommen werde. Gefühle, die ich nie zuvor bei ihnen erlebt hab, und allein der Gedanke daran überfordert mich so sehr, dass ich ihn schnell wieder davonschiebe.

Eine Woche später sitze ich im Zug nach Hause. Ich komme kurz vor Beginn der Beerdigung an und fahre schon am späten Nachmittag zurück nach Berlin. Bloß nicht zu lange in traurige Gesichter schauen. Ich habe immer noch mit niemandem so richtig über das gesprochen, was eigentlich passiert ist, von meiner Mutter einmal abgesehen, und ich hab auch keine Lust dazu. Meinem Mitbewohner bin ich in den letzten Tagen konsequent aus dem Weg gegangen, weil ich sein mitleidiges Gesicht nicht sehen wollte.

Mein Bahnabteil ist fast leer, also klappe ich den Laptop auf und schalte einen Horrorfilm an, den ich mir vor der Abreise noch schnell auf die Festplatte gezogen hab.

Ich versuche, mich auf die Handlung zu konzentrieren, die, wenn ich das richtig mitbekomme, nur daraus besteht, möglichst viele Menschen an Mund und Anus zusammenzunähen[4], doch es gelingt mir nicht. Als der Zug in Spandau hält und weitere Leute zusteigen, klappe ich den Laptop zu, stöpsle die Kopfhörer in mein Handy und schalte meine Trauerplaylist an. Irgendwann muss ich doch mal trauern, oder? Ich komm mir selbst ganz dumm vor, wie ich hier so sitze, diesen Trash schaue und nicht in der Lage bin, wenigstens ein paar bittere Tränen zu vergießen. Der iPod shuffled »Shake It Out« von Florence + The Machine, und ich denke, *yeah, gleich ist es so weit, gleich kommen dir die Tränen,* und ich presse und presse, *irgendwann muss doch mal was kommen,* als ein übergewichtiger, älterer Mann mit schlecht sitzendem Anzug und ungepflegtem Bart neben mir Platz nimmt. Er sagt irgendwas zu mir, doch ich kann nichts hören, trage ja immer noch die Kopfhörer, also nicke ich ihm nur kurz zu und denke, *okay, scheiße, Mann, das war's dann wohl mit dem Trauerversuch,* und frage mich, warum er sich ausgerechnet neben mich setzen muss, wo doch das halbe Abteil leer ist.

Nach einer Weile geht mir die Musik auf den Sack, also schalte ich sie aus und versuche stattdessen, ein wenig zu lesen. Die Worte kommen leider gar nicht bei mir an – nicht etwa, weil ich mir so viele Gedanken über die Beerdigung mache, sondern weil der Typ neben mir die ganze Zeit in gebrochenem Deutsch versucht, ein Gespräch mit mir zu beginnen. Ich lächle ihm müde zu und sage, dass ich kein Interesse an einer Unterhaltung habe, doch er lässt nicht locker. Ich setze die Kopfhörer wieder auf und tue so, als würde ich weiterhin Musik hören.

---

4 »The Human Centipede«

Nach einer Weile tippt er mich an und fragt, ob ich Lust hätte, mit ihm im Bordbistro einen Kaffee zu trinken. Ich verneine und widme mich wieder den Worten in meinem Buch. Er macht sich derweil immer breiter, und ich überlege, einfach den Sitzplatz zu wechseln, obwohl ich das eigentlich nicht einsehe – immerhin hab ich hier reserviert, Fensterplatz, damit ich melancholisch in die Landschaft starren kann. Soll er sich doch wegsetzen und einen anderen Gesprächspartner suchen, wenn er so dringend reden will. In der Hoffnung, dass er, bis ich zurückkomme, eine andere Beschäftigung gefunden hat, beschließe ich, aufs Klo zu verschwinden. Außerdem kann ich da heimlich rauchen. Seine pure Anwesenheit regt mich so auf, dass ich jetzt dringend eine Kippe brauche. Ich bitte ihn, mir kurz Platz zu machen, damit ich an ihm vorbeikann, ohne ihm meinen Arsch direkt ins Gesicht zu drücken. Er rückt ein Stück auf seinem Sitz zurück, ich sage Danke, und noch bevor ich ganz an ihm vorbei bin, spüre ich seine Hand an meinem Oberschenkel. *Das war definitiv kein Versehen.* Ich überlege, das Zugpersonal zu informieren, aber was bringt das schon, man wird als Frau ja eh nie ernst genommen, wenn man sich bedrängt fühlt, und ich hab eh schon immer Angst, als überempfindlich zu gelten, wenn ich mich über »Kleinigkeiten« wie diese beschwere. Ich gehe ein paar Schritte durch den Zug und sehe mich nach anderen Plätzen um, einfach irgendwas, wo ich allein sitzen kann oder vielleicht neben einer Frau. Währenddessen setze ich ein paar wütende Tweets ab, denn ehrlich, Twitter ist der einzige Ort, an dem ich mich in einer solchen Situation noch irgendwie verstanden fühle.

Als ich zurück an meinen Platz komme, sitzt der Typ immer noch da. Ich quetsche mich an ihm vorbei, diesmal mit dem Gesicht zu ihm, und er schaut mich mit einem ekelhaften Grinsen an. Auf meinem Platz liegt eine Tafel Schokolade, und er nuschelt mir zu, dass er die für mich besorgt habe. Artig bedanke ich mich, lasse sie in meiner Handtasche verschwinden und hoffe inständig, dass wir bald mein Ziel erreichen. Glücklicherweise steigt er eine Station vor mir aus, jedoch nicht, ohne mich zu umarmen und mir einen Kuss auf die Wange zu drücken. Angewidert wische ich mit dem Ärmel meines Kleids über die Stelle, an der seine Lippen meine Haut berührt haben. Als wäre der Grund der Reise nicht schon beschissen genug...

Am Bahnhof warten bereits meine Mutter und ihr Mann auf mich. Sie tragen beide Trauerkleidung, schwarz, und begrüßen mich mit freundlichen Gesichtern. Auch hier wurden die Tränen in den letzten Tagen wohl oft heruntergeschluckt, doch mir ist das nur recht – wenn andere auch keine Gefühle zeigen, bin ich wenigstens nicht gezwungen, etwas heraufzubeschwören, das ich aktuell nicht empfinde. Wir sprechen über meine Zugfahrt und den ekelhaften Typen neben mir, und mein Stiefvater fragt, ob man gegen solche Arschlöcher nicht etwas unternehmen könne. Ich zucke nur mit den Schultern und sage: »Eigentlich erleb ich so was fast täglich«, und dann steigen wir ins Auto und fahren zum Haus meines Opas, kein Wort zu dem Grund, aus dem ich eigentlich gekommen bin.

Der Rest meiner Familie ist schon da – Onkel, Tanten, Cousins, Cousinen und meine Schwester. Ich nehme alle kurz in den Arm, unfähig, überhaupt etwas zu sagen, und auch meinen Opa drücke ich nur kurz, und er sagt: »Schön, dass du da bist und gesund.« Zum ersten Mal seit langer, langer Zeit reg ich mich nicht darüber auf, dass mich jemand als gesund bezeichnet, wo ich doch definitiv nie gesund sein werde. Dann geht es auch schon los in Richtung Kirche, und jetzt dreht mein Körper durch, ich beginne zu zittern und muss mich übergeben, zumindest fühlt es sich so an, doch es ist nur meine verfickte Psyche, es ist immer meine Psyche, nie der Körper selbst. Wenn es mir schlecht geht – und gerade scheint es mir viel schlechter zu gehen, als ich mir eingestehen will –, reagiert immer er zuerst. Der Kopf folgt erst Wochen später.

In der Kirche ist die Urne mit der Asche meiner Oma aufgestellt, daneben ein Foto von ihr. Die erste Reihe ist für die Familie reserviert, und ich nehme Platz, zwischen meinem Stiefvater und meiner Schwester, und starre nach vorne auf dieses seltsame Bild, das sich mir bietet und das ich bisher nur aus Filmen kannte. Der Pfarrer kommt herein und begrüßt alle persönlich, und ich frage mich, ob er überhaupt weiß, wer wir sind. Dann geht es los, es wird gesungen, und ich finde das absurd, kaum einer von uns hat bisher etwas gesagt, wie sollen wir denn Töne von uns geben? Ich beschließe, meinen Mund zu halten, finde das alles eh schon schlimm genug, und wenn es nicht meine Oma wäre, die da vorne in der Urne liegt, hätte ich mich geweigert, überhaupt eine Kirche zu betreten. Statt zu singen stopfe ich mir also noch mehr Tavor in den Mund, das ich kurz vor der Fahrt noch meinem Mitbewohner geklaut habe, weil man mir aufgrund der Suchtgefahr keins mehr geben wollte. Hoffentlich hört das Zittern gleich auf…

Als das Lied endlich zu Ende ist, beginnt der Pfarrer seine Predigt über das Leben und den Tod, und ich höre gar nicht richtig zu, bis er plötzlich sagt: »Eine Enkelin sagte dazu: ›Typisch Oma, die kriegst du aber echt nicht klein.‹« Die Gemeinde lacht, und ich denke nur, *Ja, schlachte meinen Emotionen hier schön aus, ohne überhaupt ein Wort mit mir gesprochen zu haben. Ich hab das nicht als Witz gemeint, du elendiger Wichser,* und ich glaube, man darf *Wichser* in der Kirche gar nicht denken, Gott hört und sieht angeblich alles. Doch wenn es tatsächlich einen Gott gibt und der meiner Oma, meiner Familie so was antut, dann darf man auch den Wichser nennen, finde ich – und sämtliche seiner Vertreter auf der Erde auch, vor allem, wenn sie so unglaubliche Scheiße von sich geben wie »Gott hat das eben so gewollt« und dass man nicht jede von Gottes Entscheidungen nachvollziehen könne, er aber immer recht habe damit.

Nach der Predigt singt der Chor. Nicht irgendeiner, sondern der Chor meiner Eltern, oder zumindest ein Teil davon, und als sich die bekannten Gesichter vor dem Altar aufstellen, überkommt mich kurz die Panik, dass mein Vater darunter sein könnte. Wir haben seit eineinhalb Jahren keinen Kontakt mehr, und er hat sich auch nach dem Tod meiner Oma nicht bei mir gemeldet. Ehrlich gesagt bin ich ganz froh darüber. Wenn es einen Menschen gibt, mit dem ich als Letztes über das, was passiert ist, sprechen möchte, dann ist das mein Vater. Glücklicherweise ist er nicht dabei, doch die Anwesenheit des Chors an sich reicht schon aus, um mir Wuttränen in die Augen zu treiben, weil ich sie alle für beschissene Heuchler halte. Ich muss mir immer wieder ins Gedächtnis rufen, dass das nicht meine Beerdigung ist und dass ich keinen Anspruch darauf hab, mich über die Leute zu beschweren, die tatsächlich hergekommen sind, um meiner Oma das letzte Geleit zu geben, wie man so schön sagt.

Ich bin froh, als die Zeremonie endlich zu Ende ist und wir nach draußen dürfen, um meine Oma beizusetzen.

Ich hasse die Kirche, und *wenn ich mal sterbe, dann will ich einfach nur verbrannt und irgendwo im Wald verbuddelt werden,* denke ich, *so, dass sich nie wieder jemand um mich kümmern muss und ich am besten auch vergessen werde.* Ich bin so in Gedanken, dass ich über meine eigenen Füße stolpere, doch meine Schwester fängt mich auf und nimmt mich an der Hand, und so gehen wir gemeinsam aus der Kirche – ein Bild, das man, glaube ich, von uns noch nie gesehen hat. Draußen trifft mich der Schlag, denn vor der Kirche stehen locker 300 Menschen, die sich dem Trauerzug anschließen und meiner Oma Lebewohl sagen wollen, und auf einmal finde ich das alles gar nicht mehr so schlecht. Wenn so viele Menschen kommen, um um jemanden zu trauern, dann kann das nur ein guter Mensch gewesen sein – das war meine Oma definitiv, und irgendwie macht es mich glücklich, dass nicht nur ich das so empfunden hab.

Der Weg zu dem frisch ausgehobenen Grab zieht sich ewig, doch es tut gut, an der frischen Luft zu sein und meine Schwester an der Hand zu halten. Ich spüre eine Nähe, die ich ewig nicht mehr gefühlt hab, und das ist schon irgendwie absurd, wo mir gerade jemand genommen wurde, der mir immer nah war.

Am Grab angekommen, sagt der Pfarrer noch ein paar Worte. Dann wird die Urne herabgelassen, und alle Trauernden treten einzeln hervor, um sich persönlich zu verabschieden. Statt Erde gibt es Blütenblätter, die in das Grab gestreut werden, und das ist wirklich schön. Hier erkenne ich zum ersten Mal in der gesamten Zeremonie meine Oma wieder. Als ich an der Reihe bin, fühle ich mich wieder ganz verloren, hab doch keine Ahnung, woran man in so einem Moment eigentlich denkt oder was man sagt, also versuche ich einfach, 30 Sekunden vor dem Grab meiner Oma auszuharren und so zu tun, als wüsste ich, was ich da gerade mache. In Wirklichkeit konzentriere ich mich nur darauf, nicht umzufallen, weil der Boden hier wirklich nicht gleichmäßig ist und mir das Stehen auf den hohen Hacken echt schwer fällt. Ich lasse ein paar Blütenblätter auf die Urne fallen, versuche, so andächtig wie möglich zur Seite zu treten und den Menschen hinter mir Platz zu machen, und erst als ich mich umdrehe und sehe, dass mein Opa weint, um all das weint, was er verloren hat, setzt bei mir ein ehrliches Gefühl ein. Der Staudamm bricht. Endlich.

9
EIN NEUER JOB

Es geht mir gut. Es geht mir sogar sehr gut. Die Beerdigung meiner Oma liegt nun schon drei Monate zurück, ich habe meine Therapie beendet, die Tabletten abgesetzt und bin bereit, meinem Leben eine neue Richtung zu geben. Eine, in der ich mich nicht mehr von mir selbst und meiner Krankheit aufhalten lassen werde, sondern nach vorne presche, mich verwirkliche.

Ich habe einen neuen Job und mache jetzt was mit diesem Internet, also in der Welt, in der ich sowieso seit Jahren zu Hause bin. Meine Qualifikationen? Keine. Na ja, außer einem mittelmäßig erfolgreichen Blog und 1000 Followern auf Twitter. Ich kann mich eben gut verkaufen. Und ein bisschen Ahnung hab ich ja. Zumindest mehr als der Rest der Firma, in der man ohne jegliches Vorwissen auf den Trendzug »Internet-Startup« aufgesprungen ist. So kommt es mir zumindest vor.

Schon bevor ich überhaupt zum Vorstellungsgespräch erschienen bin, war mir klar, dass ich den Job nicht auf ewig machen will. Es ging eher darum, Kontakte zu knüpfen. Kontakte, die ich später nutzen kann. Dass ich nicht der Typ bin, der sich einem Arbeitgeber unterwirft, ist mir spätestens seit meiner Therapie bewusst. Obwohl man immer sagt, dass eine gewisse Struktur bei Depressionen hilfreich ist, weiß ich genau, dass diese hier die falsche ist. Trotzdem: Es geht mir gut, es geht mir sehr, sehr gut, und ich habe jetzt zum ersten Mal, seit ich als gesund gelte, die Chance auf ein geregeltes Einkommen. Geld, das ich später nutzen kann, um wieder meine eigenen Träume und Ziele zu verfolgen und nicht die meines Vorgesetzten.

Noch ist der Tagesrhythmus neu für mich. Ich bin jetzt gezwungen, jeden Tag um die gleiche Uhrzeit aufzustehen, um in ein Büro zu fahren. Auch dass ich mit anderen Menschen zusammenarbeiten muss, ist neu. Bisher hab ich mich mit meinem Modeblog über Wasser gehalten, den ich ganz allein geführt hab. Meine Kollegen erscheinen mir okay. Nicht so, dass ich mich abends mit ihnen auf ein Bier treffen würde, aber okay genug, um acht bis neun Stunden am Tag mit ihnen in einem Raum zu verbringen. Die ersten Wochen erweisen sich als äußerst anstrengend. Nicht nur, weil meine Tage jetzt ganz anders aussehen als bisher, sondern auch, weil hier alle ziemlich planlos sind. Es gibt niemanden, der mich einarbeitet oder mir Aufgaben zuteilt. Hier ist jeder ein bisschen auf sich selbst gestellt, und so gefährlich das für eine Firma sein kann: Mir tut es eigentlich ganz gut. Ich darf selbst ausprobieren und mich aktiv ins Geschehen einbringen, auch wenn noch keiner genau weiß, wohin uns das eigentlich führt.

Sechs Wochen später ist alles gar nicht mehr so toll. Die Kollegen haben sich größtenteils als frauenverachtende, rassistische, homophobe Arschlöcher erwiesen, die ihre sogenannten Scherze am liebsten auf Kosten anderer machen. Ein positives Wort hat hier eigentlich niemand für irgendwen übrig, und es wird mehr gelästert als gearbeitet. Es ist ein Umfeld, in dem ich mich zusehends unwohler fühle, und so ziehe ich mich immer mehr zurück, arbeite größtenteils mit Kopfhörern auf den Ohren, um die Gesprächsthemen der anderen gar nicht erst mitzubekommen, und bitte meinen Chef um die Möglichkeit, von zu Hause aus arbeiten zu dürfen. Ich begründe es damit, dass mein Job viel Flexibilität erfordert und ich besser darin bin, wenn ich mir meine Arbeitszeiten und -orte selbst aussuchen kann. Da er sowieso keine Ahnung davon zu haben scheint, was ich eigentlich tue, weil er selbst keine Erfahrung mit Netzaktivitäten und den damit zusammenhängenden Jobs hat, gewährt er mir die Bitte oft.

Dass das unweigerlich zu noch größeren Problemen im Büro führt, ist mir zunächst gar nicht bewusst. Klar, denn hier sagt man nicht direkt, wenn einen etwas stört, sondern unterhält sich lieber hinterm Rücken der anderen darüber. Bis eines Tages bei einer Vollversammlung ausgerechnet der Kollege, der nur an zwei von fünf Tagen im Büro ist, damit herausplatzt, dass es ihn stört, dass ich so oft von zu Hause aus arbeiten darf und er nicht. Dass andere an vielen Tagen gar nicht auftauchen, weil hier jeder kommt und geht, wie er will, wird nicht thematisiert. Stattdessen wird mir das Recht, Homeoffice zu machen, wieder entzogen, und obwohl ich merke, dass es mir mit dieser Entscheidung zusehends schlechter geht, sage ich nichts. Ich bin einfach nicht der Typ, der sich vor eine Gruppe stellt und sagt: »Hör mal zu, ich hatte starke Depressionen, bin gerade erst raus aus meiner Therapie und kann einfach noch nicht wieder so arbeiten wie ihr.« Ich will nicht aufgrund einer Erkrankung bevorzugt behandelt werden, sondern einfach nur in Ruhe meinem Job nachgehen. Dass ich das aufgrund meiner sogenannten »Überempfindlichkeit bei den Themen Feminismus, Rassismus und Homophobie« – so zumindest die Kollegen über mich, wann immer ich im Büro zugegen bin und nicht von zu Hause aus arbeite – nicht so gut kann, ist letzten Endes ja auch nicht das Problem der Firma, sondern mein ganz eigenes. Natürlich bin ich der Meinung, dass ein Chef eingreifen sollte, wenn anfeindende Sprüche zum Alltagston gehören – insbesondere wenn in der Firma auch People of Colour, Frauen oder Menschen, deren sexuelle Ausrichtung nicht »hetero« ist, arbeiten, doch ich sehe mich auch nicht in der Position, mich dagegen aufzulehnen, und anschwärzen will ich auch niemanden. Immerhin sollen wir hier als Gruppe ein Projekt erschaffen, und ich halte es nicht für hilfreich, meine Kollegen gegeneinander auszuspielen, nur damit ich meinen inneren Frieden finde. Stattdessen schlucke ich die »Feminazi«-Sprüche, die sich gegen mich richten, herunter und lasse erst zu Hause meinen Tränen freien Lauf.

Ich rede mir ein, dass so ein Umfeld eben vollkommen normal ist und dass nicht sie das Problem sind, sondern ich. Mit meiner Art ecke ich eben oft an, und ich muss endlich lernen, damit umzugehen, dass nicht jeder mit mir auskommt. In der Therapie habe ich gelernt, mich in meinem Privatleben von solchen Menschen stark zu distanzieren, nur geht das im Büro leider nicht so, wie ich will. Ich muss da einfach durch, und irgendwann, irgendwann härte ich sicher ab.

Tatsächlich gelingt es mir auf der Arbeit auch ganz gut. Mein neuer Freund Matteo, den ich genau dort kennengelernt habe, tut mir gut. Durch ihn werden die Probleme, die ich im Büro habe, ein wenig kleiner. Da wir zusammenarbeiten, kann ich oft verschwinden und meine Mittagspausen knutschend mit ihm in einem schicken Restaurant verbringen. Er regelt das für mich, indem er meinem Chef erzählt, dass er mich für ein Projekt braucht, und obwohl wir immer häufiger darauf angesprochen werden, dass wir ja extrem viel Zeit miteinander verbringen, halten wir unsere Beziehung streng geheim. Bei ihm kann ich mich ausheulen, wenn es an einem Tag mal wieder besonders beschissen läuft und mir die unterschwelligen Angriffe der Kollegen zu stark zusetzen. Er glaubt genauso wenig an einen Erfolg der Firma wie ich, ermutigt mich aber durchzuhalten, bis ich genügend Geld und Kontakte gesammelt habe, um wieder mein eigenes Ding machen zu können. Ein Ding, bei dem ich mir die Leute, mit denen ich zusammenarbeite, selbst aussuchen kann, nach den Kriterien, auf die ich Wert lege – und das ist nicht mal unbedingt, dass sie in ihren Jobs die Überflieger sind, sondern viel mehr, dass sie eben nicht rassistisch oder homophob sind, sondern einfach gute Menschen, die ein Gespür für die Gefühle anderer haben, ohne dass man sie ihnen ins Gesicht kotzen muss.

Obwohl ich mich nicht zuletzt dank Matteo mittlerweile wieder ganz gut mit der Situation am Arbeitsplatz arrangieren kann, fehle ich immer häufiger. Ich werde ständig krank. Eine Erkältung jagt die nächste. Dazu kommen starke Migräne und Rückenschmerzen, die mich oft tagelang weder schlafen noch sitzen lassen. Meine Ärztin schreibt mich häufig krank, stellt Rezepte für starke Medikamente aus und mahnt mich zu viel Ruhe. An den meisten Tagen schleppe ich mich trotzdem ins Büro. Ich will weder meine Kollegen hängen lassen, noch aufgrund zu vieler Fehlzeiten gekündigt werden. Obwohl mein Job echt beschissen bezahlt ist und es da draußen sicher so einige gibt, mit denen ich besser dran wäre, ist meine Angst vor etwas Neuem viel zu groß. Ich muss und will das einfach durchziehen, und ich bin mir sicher, dass ich es zumindest für den Zeitraum schaffe, auf den mein Vertrag befristet ist. Da ich mit einigen meiner Kollegen mittlerweile regelrecht auf Kriegsfuß stehe, rechne ich sowieso damit, dass er mir nicht verlängert wird. Ich bin die Neue und somit auch die Erste, die gehen muss, wenn es hart auf hart kommt – und da unsere Firma noch immer keine Umsätze verzeichnen kann, wird das bald sowieso der Fall sein.

Trotzdem nehme ich den Rat meiner Ärztin an und fahre einen Gang zurück. Ich bin gerade im Urlaub, als mich ein Anruf aus dem Büro erreicht. Ich gehe ganz bewusst nicht ran, weil ich genau spüre, was Sache ist. Erst am Tag darauf rufe ich zurück. Mein Gefühl hat mich nicht getäuscht. Mir wurde soeben gekündigt. Nicht von meinem Chef, denn der ist gerade selbst im Urlaub, sondern von einem Kollegen, dem diese Aufgabe übertragen wurde. Eine Erklärung gibt es nicht, und ehrlich gesagt, bin ich ganz froh darüber. Die Gründe sind mir scheißegal, und obwohl es im ersten Moment ein großer Schock ist, fühl ich mich irgendwie erleichtert.

Bis ich zwei Wochen später doch in das Büro meines Exchefs zitiert werde. Der Grund: Irgendjemand aus der Firma hat sich an einem Tag, den ich zu Hause verbracht habe, über meinen Arbeitsrechner Zugriff auf meinen privaten Mail-Account verschafft und dabei Fotos und Nachrichten »sichergestellt«, die belegen, dass ich eine Beziehung zu jemandem unterhalte, die ich lieber nicht hätte eingehen sollen. Bei der genauen Untersuchung des Falls hat man festgestellt, dass zwischen meinem

Freund und mir nicht nur gute Worte über die Firma gefallen sind. Mein Chef sah sein Projekt in Gefahr und musste mich aufgrund der »Unverschämtheiten«, die ich mir geleistet hätte, entlassen. Kein Wort darüber, dass ich Matteo in diesen Mails auch Situationen von der Arbeit schilderte, die eindeutig Mobbing gegen mich bewiesen. Oder zu der Tatsache, dass es weder Chefs noch Kollegen erlaubt ist, sich Zugriff zu privaten Mails zu verschaffen, die nicht mal über den Firmenrechner, sondern das Privathandy gesendet und lediglich in der privaten Cloud, auf die ich vom Arbeitsrechner aus Zugriff hatte, gespeichert wurden. Mit den Worten »Ich werde nicht gegen dich vorgehen, doch wenn du irgendwo von diesem Fall erzählst, werde ich dafür sorgen, dass du nie wieder einen Job bekommst, und das Gleiche gilt für deinen Freund« werde ich von meinem Chef entlassen. Meine privaten Daten will er »zur Sicherheit« behalten.

Ein Anruf bei einem Anwalt, der sich auf solche Fälle spezialisiert hat, ergibt nichts. Klar, mein Chef hat eine Straftat begangen, doch man rät mir, nichts zu tun. Sein weiterer Einfluss auf mein Leben könnte zu groß sein. Ich versuche, die Sache, so gut es geht, zu verdrängen und sofort mit der Suche nach einem neuen Job zu beginnen.

Dass er sich längst nicht so diskret verhält wie ich, erfahre ich erst Wochen später. Immer wieder posten meine ehemaligen Kollegen Zitate, die ganz eindeutig aus privaten Mails zwischen Matteo und mir stammen. Unsere Beziehung ist mittlerweile an der Geschichte zerbrochen. Ich lösche all meine Accounts, ziehe mich gänzlich aus dem Netz zurück. Auch privat trete ich immer kürzer. Aus Angst, auf der Straße einem der besagten Kollegen zu begegnen, verlass ich nicht mal mehr das Haus. In mir verstärkt sich das Gefühl, dass nicht nur jeder aus der Firma, sondern auch viele andere Menschen, die es nichts angeht, nun über meine privaten Beziehungen, Probleme und sexuellen Vorlieben Bescheid wissen. Dass sie mit ziemlicher Sicherheit auch wissen, wie ich nackt aussehe, ist für mich noch das geringste Problem. Irgendwann will ich Gewissheit haben und frage bei einem der wenigen Kollegen, mit denen ich ganz gut klarkam, genauer nach. Ich erfahre, dass ich knapp drei Monate nach dem Vorfall noch Gesprächsthema Nummer eins bin. Meine privaten Mails wurden von Mann zu Mann weitergeleitet, private Fotos ausgedruckt und an die verschiedensten Pinnwände geheftet. »Du bist selbst schuld, wenn du so etwas per Mail verschickst«, sagt er zu mir. Ich, das Opfer einer Straftat, werde zur Schuldigen gekürt. Dass das auch Prominenten wie Jennifer Lawrence schon passiert ist, ist für mich kein Trost, sondern zeigt nur, wie wenig die Privatsphäre anderer Menschen in einem solchen Kontext wert ist.

Unter Tränen beende ich das Telefonat. Ich bin kurz davor, einfach nach draußen zu laufen und mich vor einen Zug zu stürzen, doch bevor es so weit kommen kann, setzt wieder die Vernunft ein. Ich wähle eine Nummer, von der ich bis vor Kurzem noch dachte, ich würde sie nie wieder brauchen, und vereinbare einen Termin.

Der Ärztin muss ich die letzten Monate nicht einmal vollständig schildern. »Sie haben wieder eine depressive Episode, und zwar schon länger, als Sie glauben. Und sie ist stärker als beim letzten Mal.«

10
I'LL BE THERE FOR YOU

Meine neuen Mitbewohner sind total durchgeknallt. Echt jetzt. Einer von uns dreien schläft auf einem Sofa, weil wir uns die Miete für unsere kleine Zweizimmerwohnung nicht leisten können, obwohl sie echt günstig ist.

Es ist zehn Uhr abends, und ich hab gerade die Waschmaschine angestellt, weil mein Tagesrhythmus aus den Fugen geraten ist. Mittagessen gibt's bei uns um zwei Uhr nachts, und meistens trinken wir bis früh am nächsten Morgen Glühwein, wobei ich von meinen Mitbewohnern Max und Poppy immer nur alkoholfreien Punsch gereicht bekomme (»So lange du Tabletten nimmst, darfst du nicht mittrinken, Madame!«), und spielen lustige Gesellschaftsspiele, die immer damit enden, dass wir uns gegenseitig als Hitler beschimpfen.

Ich setze frisches Wasser auf, nehme ein Stück Ingwer aus dem Regal und schneide es für meinen Tee zurecht. Mein Mitbewohner fragt, ob ich gerade Ingwertee für alle mache, und ich antworte: »Klar, was denkst du

denn? Ich mach bestimmt kein Figging!«, und er fragt:
»Ficken?«, und ich sage: »Nee, Figging!«, und empfehle
ihm, es nicht zu googeln, was er natürlich trotzdem tut.
Ich sag doch, er ist bescheuert, also mindestens genauso
dumm wie ich, denn ich mach ja auch immer das, was
ich eigentlich nicht machen soll. Ehrlich gesagt, wundert
es mich, dass er nicht lieber auf der Straße lebt als in
einer WG mit mir, weil wir uns schon recht oft in die
Haare kriegen.

Seit knapp zwei Monaten wohnen wir nun schon zu
dritt in einer Zweizimmerwohnung. Wir haben alle
in derselben Woche unsere Jobs verloren und daraufhin
beschlossen, aus Kostengründen zusammenzuziehen.
Unsere wenigen Ersparnisse sind längst aufgebraucht,
und so versuchen wir, mithilfe von Pfandflaschen und
dem Verkauf unserer Lieblingsplatten über die Runden
zu kommen. Eigentlich ist alles ganz lustig, irgendwie,
doch manchmal trifft uns die Realität wie ein Schlag ins
Gesicht, und dann merken wir, dass wir gar nicht so cool
sind, wie wir denken, sondern einfach nur belanglose
Loser, die ihr Leben nicht unter Kontrolle haben.

Ich bin gerade dabei, meine depressive Episode einiger-
maßen in den Griff zu bekommen, nehme wieder Medikamente, gehe zu einer Therapie. Meine beiden Mitbewohner sind dabei, so richtig schön in eine depressive
Episode hineinzurutschen. Das Beschissenste daran ist
wohl, dass ich nichts dagegen tun kann, weil es mir
selbst nicht so richtig gut geht. Meine Therapeutin rät
mir immer wieder, mich von den beiden zu trennen. Das
hier ist immerhin meine Wohnung, und ich soll mir ja
ein Umfeld schaffen, das mich von den Depressionen
fernhält und nicht noch weiter hineinzieht, doch das ist
eben nicht so einfach, wenn man keinen Job hat, kein

Geld und die Vorstellung davon, den Staat um Hilfe zu bitten, noch viel schlimmer ist als die, für immer in einer Depression gefangen zu sein.

Poppy und Max sind ein paar Jahre jünger als ich, und für mich ist es krass, zu sehen, dass es ihnen oft genauso geht wie mir. Sie sind relativ früh diagnostiziert worden, viel früher als ich, konnten aber bisher nicht geheilt werden – obwohl man ja behauptet, dass Depressionen heilbar sind, wenn sie nur früh genug erkannt werden. Ich persönlich glaube nicht daran.

Zurzeit stecken wir in diesem elenden Teufelskreis fest. Wir sind depressiv, weil wir unsere Jobs verloren haben, aber zu depressiv, um uns nach neuen umzusehen. Ich hab gerade drei Vorstellungsgespräche hinter mich gebracht und dabei mit völlig offenen Karten gespielt. Erzählt, dass ich Depressionen habe und dass mir dadurch manche Tage schwerer fallen als andere. Für alle drei Firmen war das ein Grund, mich abzulehnen, obwohl ich für die Stellen ansonsten gut geeignet war. »Risikofaktor« haben sie mich genannt. Als ob andere Mitarbeiter nie ausfallen würden, weil sie die Grippe haben oder Ähnliches.

Meine Mitbewohner und ich sprechen sehr oft darüber. Die beiden können nicht verstehen, warum ich meine Krankheit nicht einfach geheim halte, um meine Chancen auf dem Arbeitsmarkt zu erhöhen. Ich persönlich habe lang darüber nachgedacht und bin zu der Erkenntnis gelangt, dass ich für niemanden arbeiten will, der kein Verständnis für psychische Erkrankungen hat und diese mit zu viel Druck auf seine Arbeitnehmer vielleicht sogar noch fördert. Klar, das ist eine Art, die man sich nur als privilegierter Mensch so leisten kann, doch nach all der Scheiße, die ich bereits durchmachen musste, bin ich bereit, diese Privilegien zu nutzen. Meine Erkrankung ist ein Teil von mir, und ich will sie nicht verstecken. Weder vor Freunden, noch vor meinen Chefs und anderen Leuten.

Der Wasserkocher gibt ein Signal von sich, und ich übergieße den frisch geschnittenen Ingwer damit und gebe noch ein wenig Zitronensaft hinzu. »Kommt ihr mit rüber?«, frage ich in die Runde, und die beiden stimmen zu.

Wir setzen uns an den großen Esszimmertisch, der in meinem Schlafzimmer steht, weil in den anderen Räumen kein Platz mehr dafür ist. Ich erzähle von meinem letzten Vorstellungsgespräch und warum ich schon wieder nicht genommen wurde.

»Ich verstehe nicht, warum du deine Depressionen immer sofort zum Gesprächsthema machen musst«, sagt Max.

»Weil es wichtig ist«, antworte ich. »Ganz ehrlich, du kennst die Situation doch selbst. Wenn wir alle immer brav die Klappe halten, dann wird in unserer Gesellschaft nie ankommen, dass Depressionen genauso Krankheiten sind wie Schnupfen. Und ich bin es einfach leid, mich wegen Migräne krankschreiben zu lassen, wenn ich genau weiß, dass es doch wieder Depressionen sind. Wenn ich mich brav nach dem System richte, das nun mal sagt, dass Migräne zu haben voll okay ist, eine psychische Krankheit aber nicht, belüge ich nicht nur die Menschen um mich herum, sondern vor allem auch mich selbst.«

»Ja, aber ...«

»Nichts aber«, falle ich Poppy ins Wort. »Ich bin fest davon überzeugt, dass ich gar nicht richtig gesund werden kann, wenn ich meine Krankheit immer nur verleugne. Am Ende red ich mir nur wieder ein, dass ich gar keine Depressionen habe, sondern einen Hirntumor. *Been there, done that.* Ich bin froh, dass ich's geschafft hab, mir überhaupt einzugestehen, dass ich im Kopf halt nicht ganz dicht bin.«

Wir verstricken uns in eine Diskussion darüber, wann es okay ist, über seine Depression zu reden, und wann nicht. Ich bin der Meinung, dass man es ansprechen sollte, wenn es einem wichtig erscheint. Sie denken, dass man die Klappe halten sollte, weil man sonst nicht mehr für voll genommen wird.

»Ihr müsst auch mal etwas gegen eure Depressionen tun«, sage ich und gieße mir noch etwas Ingwertee ein.

»Wie denn, ohne Krankenversicherung?«

»Shit, stimmt.«

Wir sind so verdammt blank, dass sogar das mit der Versicherung ein ziemlich großes Thema ist. Ich kann meine gerade so noch bezahlen, doch bei der Rezeptgebühr für meine Medikamente wird es meistens schon sehr eng.

»Ich hab keine Ahnung, was wir noch tun sollen«, sage ich. »Fakt ist jedoch, dass uns das alles hier nicht guttut.«

Meine Mitbewohner nicken zustimmend.

»Egal«, sage ich, »jetzt wird erst mal etwas gespielt«, also hole ich mein Lieblingsspiel, das ausgerechnet »Kakerlakensalat« heißt, aus dem Regal, und dann spielen wir und trinken Tee und beschimpfen uns dabei gegenseitig als dummen Hitler, und für einen Moment ist alles gut.

Gegen fünf Uhr morgens lege ich mich ins Bett und denke wieder einmal über mein Leben nach. Natürlich hat meine Therapeutin irgendwo recht. Ein Mensch, der noch nicht einmal sich selbst retten kann, kann sich nicht noch um die Rettung anderer bemühen. Eigentlich müsste ich mich zuerst einmal um mich selbst kümmern. Über meinen Schatten springen. Geld beantragen und die anderen ihrem eigenen Schicksal überlassen. So bin ich aber nicht, und irgendwie sehe ich mich auch in der Verantwortung für Poppy und Max. Weil ich weiß, dass es irgendwann besser wird, und es ihnen auch an gewissen Stellen vorleben möchte. So, wie sie mir eben auch viele Male vorgelebt haben, dass es wieder besser wird. Ich nehme mir vor, mich zwar aus der Rolle der Küchenpsychologin wieder etwas zurückzunehmen, aber trotzdem an ihrer Seite zu kämpfen. Immerhin machen wir ja alle das Gleiche durch.

11
ONLINE VS. OFFLINE

Schon in meiner Jugend verbrachte ich viel Zeit im Netz. Also, als wir endlich mal Internet hatten. Ich glaube, wir waren mit die Letzten auf dem Dorf, zu denen der Techniker kam, um einen Anschluss zu installieren, weil mein Vater das World Wide Web immer für böse hielt. Klar, wenn ich ein creepy dude wäre, der gerne kleine Mädchen fickt, würde ich die auch in Ponyforen abgreifen, indem ich ihnen erzähle, dass sie gerne mal meinen Hengst zureiten dürfen.

Ich sah im Netz jedoch noch nie eine Gefahr. Für mich war es der beste Weg, mich mit anderen Menschen auszutauschen, die die gleichen Interessen hatten wie ich. Ponys zum Beispiel. Oder Mode. So bin ich auch Fashionbloggerin geworden. Auf dem Dorf gibt es eben nicht so viele Menschen, die wissen, was Marc Jacobs in der nächsten Saison so in die Läden bringt. Abgesehen davon, dass die meisten von ihnen auch keinen Wert auf schöne Kleidung legen, weil ja alles eher funktional sein muss.

Wir hatten noch eines von diesen Modems, mit denen man entweder telefonieren oder im Internet surfen konnte. Da mir verboten war, allein das Netz zu durchforsten und es für etwas anderes als Schulaufgaben zu nutzen, ging ich jeden Mittag heimlich online, um mich weiter mit meinen Freunden via ICQ zu unterhalten und mehr oder weniger lustige Geschichten in unser Klassenforum zu schreiben. Irgendwann kam mein Vater mir auf die Schliche und fing an, von der Arbeit aus Kontrollanrufe zu machen, um zu schauen, ob das Telefon besetzt war. Das war ein sicheres Zeichen dafür, dass ich mal wieder im Netz abhing.

Schon damals schloss ich im Internet echte Freundschaften. Ich schrieb nicht nur mit den Menschen dort, sondern traf mich auch mit ihnen. Einige dieser Freundschaften halten bis heute, auch wenn man sich sehr selten sieht, weil unsere Leben sich in unterschiedliche Richtungen entwickelt haben und es gar nicht so leicht ist, sich zu besuchen, so wie man das als Teenager mit Sätzen wie »Und wenn wir erst erwachsen sind ...« geplant hat.

Das Internet hat mir viele Dinge beigebracht, die mir meine Eltern nicht zeigen konnten. Zum Beispiel, dass es okay ist, den eigenen Körper so zu lieben, wie er ist. Und dass man auch als junges Mädchen eine eigene Meinung haben darf.

Dem Netz konnte ich schon immer sehr viel erzählen, doch nichts davon war zu hundert Prozent ich. Dort hab ich mir die verschiedensten Identitäten zugelegt und konnte sehr viel cooler sein, als ich's im wahren Leben war. Die Leute, mit denen ich mich im Netz umgab, konnte ich mir selbst aussuchen, während ich auf dem Dorf gezwungen war, mit dem zu leben, was da war.

Ich war irgendwie schon immer anders als die anderen. Anerkennung war mir wichtig, doch politisch rechts zu sein erschien mir falsch, obwohl mir erst in der Großstadt bewusst wurde, wie schlimm das mit der Ausländer- und Judenfeindlichkeit auf dem Dorf wirklich war.

Auch im Chor wollte ich nie für meine gute Stimme gelobt werden, sondern dafür, dass ich eine eigene hatte. Eine Stimme, die eine Meinung vertritt und gehört wird.

Während ich auf dem Dorf gelernt habe, mich nach einer Zeit der Rebellion doch wieder zurückzuhalten, konnte ich im Netz genau das sagen, was ich schon immer sagen wollte. Die Anonymität war mein Schutz, hinter dem ich meinen Charakter zeitgleich sowohl verstecken als auch formen konnte.

Auf dem Dorf wurde ich für jedes zu schrille Outfit, für jede schlechte Note und für jeden falschen Satz getadelt, oft sogar über Monate hinweg. Die Aussagen, die ich im Internet machte, waren hingegen oft nach zwei Minuten schon vergessen. Ich fühlte mich hier sicher, denn hier waren die Menschen, mit denen ich reden konnte, die mir aufmerksam zuhörten.

Etwas von dieser Mentalität habe ich bis heute behalten. Im Internet gebe ich Dinge von mir preis, ohne auch nur eine Sekunde darüber nachzudenken, was ich da eigentlich schreibe, während ich im echten Leben wirklich lange brauche, um meine Antworten geschickt zu formulieren. Mein Internet-Ich ist nicht mein wirkliches Ich, doch es ist ein großer Teil von mir. Es hat sich ein bisschen in mein echtes Leben geschlichen, doch ich finde das nicht schlimm. Das Internet hat mir tolle Freunde beschert, hat mir Jobs gebracht und mir aufs Maul gehauen, doch es war immer leichter, hier wieder aufzustehen als in der Umgebung, in der ich groß geworden bin.

Manchmal nehme ich mir vom Internet frei. Immer dann, wenn es wieder besonders böse zu mir ist oder einfach viel zu gut. Ich weiß aber, dass ich immer zurückkommen werde. Mit ernsten Themen, Humor – und natürlich meiner Katze.

Aufs Dorf hingegen wird man mich nie zurückbekommen. Dort sagt man zwar, das Internet sei nicht die echte Welt, doch ich weiß heute, dass es dort viel realer zugeht als auf dem Dorf, weil Probleme wie beispielsweise Rassismus und Sexismus nicht totgeschwiegen oder wegignoriert werden, und dass die Menschen im Netz echter sind, als die vom Dorf es jemals sein können – weil sie sich in der »Anonymität des Netzes«, das gar nicht mal so anonym ist, trauen, offen über die Dinge zu sprechen, die sie beschäftigen.

12
SCHWARZES SCHAF

ch bin kein nachtragender Mensch. Im Gegenteil, ich
verzeihe viel zu oft und viel zu schnell. Während meiner Therapie habe ich allerdings gelernt, dass es okay
ist, auch mal nicht zu verzeihen. Generell hat meine
Therapeutin versucht, mir die Gutmütigkeit ein wenig
abzutrainieren, wenn man das so formulieren kann. Ich
glaube fast alles, was man mir sagt, solange nicht das
Gegenteil bewiesen ist, und genau dieses Denken treibt
mich mit großer Regelmäßigkeit in den Wahnsinn. Das
Gefühl, es allen recht machen zu müssen und die eigenen Bedürfnisse hintenanzustellen, bestimmt mein Leben oft in Ausmaßen, die irgendwann nicht mehr kontrollierbar sind. Ich hasse es, Menschen zu verletzen, und
denke, dass das schon passiert, wenn ich einfach nur
mal lautstark Nein sage.

Ich stehe gerade unter der Dusche, als mein Handy klingelt. Normalerweise lasse ich es dann läuten und warte
einfach ab, bis die Musik wieder einsetzt, zu der ich unter

dem heißen Wasser nicht nur singe, sondern regelrecht performe. Diesmal ist es anders. Ich drehe den Wasserhahn zu und stürze klitschnass aus der Dusche in Richtung Telefon. »Anonym« steht da. Ich bekomme Panik. Anonyme Anrufe stehen bei mir für etwas Schlechtes. Ich weiß nicht genau, woher diese Angst kommt, doch unterdrückte Nummern lösen nichts Gutes bei mir aus. Ich warte, bis das Handy nicht mehr klingelt, und höre dann die Mailbox ab. Es ist meine Oma. Die Oma, die noch lebt. Die Mutter meines Vaters.

»Melde dich bei mir«, sagt sie, und es ist bereits das dritte Mal in dieser Woche, dass sie mir diesen Satz auf die Mailbox spricht. Ich lege das Handy weg und stelle mich wieder unter die Dusche, denn in meinen Haaren sind noch Seifenreste und ich muss mich erst einmal beruhigen.

Ich hab den Kontakt zu meiner Oma abgebrochen, so wie ich eigentlich alle Kontakte zu meiner Familie väterlicherseits abgebrochen habe. Die Gründe dafür sind vielfältig. Hauptsächlich habe ich es allerdings getan, weil ich während meiner Therapie gemerkt habe, dass diese Kontakte mir einfach nicht guttun.

Ich bin da mittlerweile sehr pragmatisch. Bevor ich mich in die Scheiße reite, weil ich mich für jemanden aufopfere, der mich letzten Endes nur unterdrückt und schlechtmacht, stelle ich den Kontakt lieber ein. Natürlich fällt mir das nicht leicht, weil ich niemandem unrecht tun will, doch wenn ich es nicht tue, lande ich schnell in einer tiefen Depression. Es sind eben nicht nur die chemischen Prozesse, die so etwas auslösen können, sondern auch das Umfeld. Die Dinge und Menschen, mit denen man sich umgibt, können doch sehr viel von dem zerstören, was ich so Tag für Tag sehr mühsam in mir aufbaue. Unter manchen Kontakten leidet nicht nur mein Selbstwertgefühl, sondern auch meine Gesundheit.

Bei meiner Oma hadere ich so gut wie jeden Tag. Sie ist schon sehr alt und würde nicht verstehen, was ich ihr zu sagen habe. Zum Beispiel, dass ihre Homophobie und ihr Rassismus mich ankotzen, und ich finde nicht, dass ich in dem Punkt auf sie Rücksicht nehmen muss, nur weil sie alt ist und es »nicht anders kennt«. Ich kenne genügend Menschen in ihrem Alter, für die Rassismus und Homophobie ein genauso großes Gräuel darstellen wie für mich. Manchmal denke ich tagelang darüber nach, ob ich nicht einfach gute Miene zu bösem Spiel mache und sie reden lasse, ihre Aussagen vielleicht noch mit eigenen Erfahrungen unterstreiche. Ich kann es jedoch nicht. Weil ich sonst meine Ansichten vor allem auch vor mir selbst verleugnen würde.

Als ich das letzte Mal mit meiner Oma sprach, warf sie mir an den Kopf, ich sei das schwarze Schaf der Familie. Sie erzählte mir, was die Menschen im Dorf über mich reden, und schloss damit, dass es sie ja stark belaste, wenn sie hören müsse, dass ich tätowiert sei und ausländische Freunde hätte. Und Freunde, die »nicht ganz normal« seien, womit sie auf meine doch recht zahlreichen Bekannten aus der queeren Szene anspielte. Obwohl meine Oma nichts mit meinem Umfeld zu tun hat, weil ich nichts davon erzähle und auch niemals jemanden mit nach Hause bringen würde, der »nicht ganz normal« ist, macht sie mich zum Schuldigen für ihre Lage. Wobei ich nicht mal genau weiß, was »versetz dich mal in meine Lage« in ihrem Fall bedeuten soll, denn sie muss ja nicht in diesem Umfeld leben. Und dafür, dass sie beschissene Nachbarn hat, die lieber im vermeintlichen Dreck anderer wühlen, statt vor der eigenen Haustür zu kehren, kann ich nichts. Im Normalfall halte ich die Klappe und sage: »Ach, Oma, du hast ja recht. Ich komme bald zurück aufs Dorf und werde wieder ganz normal.« Wohl wissend, dass ich niemals zurückkommen werde und dass sie sterben wird, bevor ich auch nur im Traum auf die Idee gekommen bin, einen Fuß in dieses Dorf zu setzen.

Bei unserem letzten Telefonat aber platzte mir der Kragen. Ich hatte keine Lust mehr auf diese Heuchelei und sagte ihr die Meinung: dass ich glücklich bin, so wie mein Leben ist, dass meine Freunde toll sind, egal, mit wem sie schlafen, und dass ich keinen Wert auf das lege, was im Dorf über mich gesagt wird. Vor allem aber, dass sie sich mal fragen soll, warum sie mehr Wert auf das Dorfgeschwätz legt als darauf, dass ihre Enkelin sich selbst verwirklichen kann. Ich stand damals auf dem Balkon eines guten Freundes und war so wütend wegen ihrer Intoleranz, dass ich fast runtergesprungen wäre. Er eilte mir jedoch zu Hilfe, verpasste mir eine nett gemeinte Ohrfeige, und danach ging es wieder.

Während das heiße Wasser über meinen Körper rinnt, denke ich über meine eigenen Fehler nach. Klar, ich hab in Bezug auf meine Familie und einige Freundschaften auch vieles falsch gemacht. Ich bin Auseinandersetzungen aus dem Weg gegangen, weil ich Angst hatte, dass es mir danach schlechter geht – wohl wissend, dass mein Gegenüber keine Ahnung hatte, warum ich so plötzlich den Kontakt abbrach oder zumindest stark einschränkte und kaum noch etwas aus meinem Leben erzählte. Für mich war es in diesem Moment jedoch der richtige Weg, denn wenn ich in der Therapie eines gelernt habe, dann dass man immer zuerst auf sich selbst achten sollte, bevor man anderen Menschen einen Gefallen tut.

Ich habe keine Ahnung, was meine Oma von mir will. Vielleicht will sie sich entschuldigen für ihre Worte aus unserem letzten Telefonat. Vielleicht will sie mir vorhalten, was ich jetzt schon wieder alles falsch gemacht habe. Vielleicht will sie aber auch nur mal hören, wie es mir zurzeit so geht. Die Gewissheit bekäme ich erst, wenn ich all meinen Mut zusammennehmen und sie zurückrufen würde. Ich drehe den Wasserhahn zu, steige aus der Dusche und wickle meinen Körper in ein übergroßes Handtuch. Dann gehe ich zu meinem Handy, entriegle die Tastensperre und wähle die Nummer meiner Oma. Im letzten Moment lege ich wieder auf. Ich bin noch nicht bereit dazu, mich diesem Gespräch zu stellen. Und es ist okay, das nicht zu sein, sage ich zu mir selbst, während ich vom Display auf und in den Spiegel schaue. Es ist okay, nachtragend zu sein. Und es ist okay, mit gewissen Personen nicht reden zu wollen, wenn man im Vorfeld schon das Gefühl hat, dass danach alles wieder schlechter wird.

Ich bin kein nachtragender Mensch und fast sicher, dass ich ihr alle Fehler, die ihr mit mir unterlaufen sind – und das waren so einige –, irgendwann verzeihen werde. So wie ich mir sicher bin, dass sie ihre Meinung über mich, meine Freunde und meinen sogenannten Lifestyle niemals ändern wird. Ich bin nur noch nicht bereit, mich dem sofort zu stellen, denn gerade geht's mir ziemlich gut, und das ist ein Gefühl, das ich gerne noch ein wenig genießen würde – und zwar ohne Rücksicht auf andere.

13
ZU SPÄT

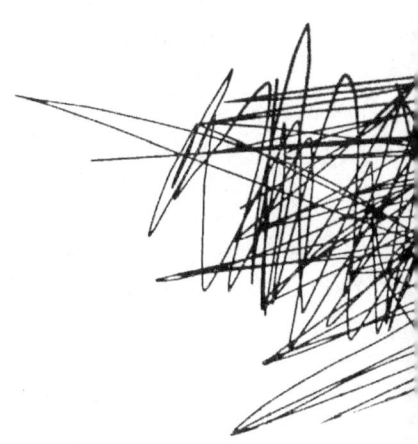

E s ist gegen zwei Uhr nachmittags, und die Katze
hat mich gerade mit ihrem ununterbrochenen Ge-
maunze aufgeweckt. Vermutlich hat sie schon wieder Hunger, dabei hab ich sie erst gegen neun Uhr gefüt-
tert, als ich nach einer langen, komischen Nacht von
Sven nach Hause kam. Wie immer wandert mein Blick
zuerst aufs Handy. Es zeigt 139 neue E-Mails an. Ganz
schön krass, wenn man bedenkt, dass die Sache mit den
Tweets und den ganzen Artikeln in der Zeitung bereits
knapp zwei Wochen her ist. Ich schiebe die Katze sanft
aus meinem Gesicht und beginne, durch die Mails zu
scrollen. Es sind die gleichen wie sonst auch: ein bisschen Spam, PR-Mails, die neue Lippenstifte anpreisen,
weitere Interviewanfragen und etliche Nachrichten mit
dem Betreff »#NotJustSad«. Ich bin noch ziemlich müde
und will das Handy gerade wieder aus der Hand legen, als
mein Blick an einem ganz bestimmten Absender hängen
bleibt. »Erzeuger« steht da. Der Name, unter dem ich die
Nummern und Mailadressen meines Vaters eingespei-

chert habe, weil er genau das für mich ist: ein Erzeuger. Kein Vater und schon gar kein »Papa«.

Einen kurzen Moment überlege ich, die Mail ungelesen zu löschen, immerhin haben wir seit über zwei Jahren keinen Kontakt mehr, und ich hab diesen Entschluss nie bereut. Seit ich diesen Mann aus meinem Leben gestrichen habe, scheint mir alles andere zumindest ein bisschen besser geworden zu sein. Viel von dem Druck, den ich durch ihn immer verspürt habe, ist verschwunden, und ehrlich gesagt, denke ich auch nie an ihn. Er ist für mich als Mensch nicht mehr präsent – bis zu diesem Moment, in dem er sich mit einer Mail wieder in mein Leben gedrängt hat. Ich könnte sie ungelesen löschen und so tun, als wäre nie etwas passiert, am Ende siegt aber doch die Neugier.

Dass ausgerechnet er sich bei mir meldet, wäre mir niemals in den Sinn gekommen – immerhin habe ich ihm damals vor zwei Jahren unmissverständlich klargemacht, dass ich nie wieder etwas mit ihm zu tun haben will. Natürlich ist mir in der letzten Woche einiges zu Ohren gekommen, was er – seit mein Gesicht auch in der Regionalzeitung zu sehen war – zu anderen Leuten aus dem Dorf gesagt haben soll, doch ich habe das alles ignoriert. Dass er nie jemandem erzählt hat, dass ich bereits vor langer Zeit den Kontakt abgebrochen habe, war mir eh klar.

Ich klicke die Mail an. Sie ist nur wenige Zeilen lang und irgendwie so gar nicht das, was ich erwartet hab. Mein Vater schreibt darin, dass er durchs Fernsehen von meiner Krankheit erfahren hat und sich nicht bewusst gewesen sei, dass es mir »so schlecht geht«. Nach diesem Satz stutze ich bereits. Mein Vater wusste nichts von meiner Depression? Habe ich den Kontakt nicht damals abgebrochen, weil er dafür kein Verständnis zeigte?

Ich schließe die Mail und tippe seine E-Mailadresse in das Suchfeld meines Postfachs ein. Doch, hier steht es, schwarz auf weiß. Lange Mails, in denen ich ihm von der Diagnose über die Medikamente bis hin zu einzelnen Therapiesitzungen alles schildere und mich zu erklären versuche. Manchen Mails habe ich sogar Links angefügt von Artikeln, die sich mit Depressionen beschäftigen. Dort findet man neben einer Beschreibung des allgemeinen Krankheitsbilds auch Zahlen, wie viel Prozent der Bevölkerung eigentlich betroffen sind, mit vielen Hinweisen darauf, dass Depressionen eine »echte« Krankheit sind.

Ich mache die alten Mails wieder zu und öffne erneut die Nachricht, die er mir gerade geschrieben hat. »Ich glaube nicht, dass du dir mit dem Schritt an die Öffentlichkeit einen Gefallen getan hast«, steht im nächsten Satz.

»Tja, das weiß ich auch noch nicht«, murmele ich vor mich hin. »Ich hab aber auf jeden Fall vielen anderen Menschen damit einen Gefallen getan. Und das ist irgendwie doch schon was wert, meinste nicht?«

Der nächste Satz ist eine Frage: »Stimmt es, dass du nicht mehr studierst?«

»Auf welchem Planeten lebst du eigentlich?«, frage ich mich. Ich hab das Studium schon kurz nach unserem Kontaktabbruch geschmissen, hat er das denn nicht mitgekriegt? Auch wenn ich nie direkt mit ihm geredet hab – auf dem Dorf bleibt so etwas doch nie geheim.

Dass ich hier gerade so ruhig sitzen kann, wundert mich. Normalerweise lässt mich alles, was mein Vater tut, sofort an die Decke gehen. Wie einmal, als er nach dem Kontaktabbruch ernsthaft versucht hat, mich auf Facebook zu adden. Ausgerechnet er, der soziale Netzwerke immer verteufelt hat!

Wieder und wieder lese ich die Nachricht und begreife sie doch nicht ganz.

Was will er mir denn damit sagen? Dass ich seinen Ruf auf dem Dorf zerstört habe, indem ich offen zugegeben hab, dass ich ein kranker Psycho bin?

Ich muss an das denken, was meine Mutter mir erzählt hat. Sie und mein Vater singen immer noch im selben Chor. Dort präsentiert sich mein Erzeuger wohl wie mein allerbester Freund. Erzählt, dass er mich sowohl im Studium als auch bei der Therapie unterstützt. Wir würden mehrmals in der Woche telefonieren, behauptet er, und dass es mir »den Umständen entsprechend« gehe. Obwohl ich weiß, dass meine Mutter meinem Vater gegenüber nicht unbedingt positiv eingestellt ist, glaube ich, was sie erzählt. Es passt ins Bild, das ich von meinem Vater habe: Hauptsache, wir spielen heile Welt. Was sollen sonst die Nachbarn denken?

Ich muss ziemlich laut gelacht haben, denn Poppy kommt zur Tür herein und fragt, was los ist. »Mein Erzeuger hat mir eine Mail geschrieben«, sage ich und wische mir ein paar Tränen aus den Augen.

»War ja nur eine Frage der Zeit«, antwortet sie. »Und was willst du jetzt tun?«

»Ich werd natürlich nicht zurückschreiben«, sage ich. »Das ist zumindest das, was ich unter Kontaktabbruch verstehe.«

»*Good girl*«, sagt sie. »Ich mach dir 'nen Kakao.«

Am nächsten Tag explodiere ich dann leider doch und schreibe eine ziemlich wütende Mail. Darüber, wie sehr es mich belastet, dass er meinen Kontaktabbruch nicht akzeptiert und dass es mich einfach unfassbar wütend macht, dass er so tut, als hätte er von nichts gewusst. Dass es mich unendlich abfuckt, wie er sich jetzt zum

Opfer macht, wo ich doch diejenige bin, die Tag für Tag mit der Depression zu kämpfen hat. Ich schildere ihm kurz die aktuelle Situation, hänge ihm die alten Mails noch einmal an, die meinen kompletten Krankheitsverlauf und all die Gespräche zwischen ihm und mir dokumentieren, und bitte ihn, mich von nun an endlich in Ruhe zu lassen.

Ein paar Tage später meldet er sich erneut. »Es klingt, als würdest du mir die Schuld an deinem aktuellen Zustand geben«, schreibt er.

»Zustand«, schreibt er. »Zustand!«

Ich seufze. Er hat noch immer nicht begriffen, was diese Krankheit für mich und mein Leben bedeutet.

»Tu ich auch«, antworte ich – und setze seine Mailadresse auf die Liste der blockierten Kontakte.

14
THE DRUGS DO WORK

Citalopram dura, 20 mg. Wie jedes Mal, wenn ich eine neue Packung öffne, schlage ich den über 30 Zentimeter langen und beidseitig bedruckten Beipackzettel an der Stelle auf, die mich nach wie vor am meisten beunruhigt: Nebenwirkungen.

Welche Nebenwirkungen sind möglich?

Wie alle Arzneimittel kann auch dieses Arzneimittel Nebenwirkungen haben, die aber nicht bei jedem auftreten müssen. Ein Auftreten der sehr häufigen Nebenwirkungen ist in den ersten zwei Behandlungswochen am wahrscheinlichsten.

Wenn Sie eines der folgenden Symptome feststellen, dürfen Sie Citalopram dura nicht weiter einnehmen. Suchen Sie sofort Ihren Arzt auf:

× eine schwere allergische Reaktion, die zum Anschwellen von Gesicht oder Rachen, Engegefühl in der Brust, Atem- oder Schluckbeschwerden führt.
× hohes Fieber, Erregung oder Verwirrtheit, Zittern, plötzliches Muskelzucken. Dies können Anzeichen des selten vorkommenden Serotonin-Syndroms sein.
× schneller, unregelmäßiger Herzschlag, Ohnmacht. Dies können Symptome für eine lebensbedrohliche Herzrhythmusstörung sein, die Torsade de Pointes genannt wird.

Es kann sein, dass Sie ärztlich behandelt werden müssen.

Fälle von Suizidgedanken und suizidalem Verhalten während der Thera-

---

pie mit Citalopram oder kurze Zeit nach Beendigung der Behandlung sind berichtet worden.

Suizidgedanken und Verschlechterung Ihrer Depression/Angststörung:

Gedanken daran, sich selbst zu verletzen oder Suizid zu begehen, können während der ersten Behandlungswochen Ihrer Depression erstmals oder verstärkt auftreten, bis die antidepressive Wirkung Ihres Arzneimittels einsetzt. Sollte dies bei Ihnen der Fall sein, so informieren Sie unverzüglich Ihren Arzt. Patienten, die unter Panikstörungen leiden, können zu Behandlungsbeginn sogar zeitweise unter verstärkten Angstgefühlen leiden. Dies normalisiert sich im Allgemeinen innerhalb der ersten zwei Behandlungswochen.

Informieren Sie unverzüglich Ihren Arzt, wenn eines oder mehrere der folgenden Symptome auftreten:

× wenn ein Krampfanfall auftritt oder Sie Epileptiker sind und eine Häufung der Krampfanfälle feststellen.
× wenn Sie sich geschwächt und verwirrt fühlen oder unter schmerzhafter Muskelverspannung leiden. Dies können Anzeichen dafür sein, dass durch die Einnahme von Citalopram dura 20 mg der Natriumgehalt im Blut gesunken ist.
× wenn Sie unter Ruhelosigkeit oder der Unfähigkeit, still zu sitzen oder zu stehen, leiden. Dies tritt am ehesten während der ersten Behandlungswochen auf.

Andere mögliche Nebenwirkungen, die während der Behandlung auftreten können, sind:
Sehr häufige Nebenwirkungen (wurden bei mehr als 1 von 10 Patienten beobachtet):

× Schläfrigkeit oder Schlaflosigkeit
× Kopfschmerzen
× Verschwommensehen
× unregelmäßiger Herzrhythmus, aussetzender Herzschlag
× Übelkeit
× Mundtrockenheit
× vermehrtes Schwitzen
× Kraftlosigkeit

Häufige Nebenwirkungen (wurden bei mehr als 1 von 100, aber weniger als 1 von 10 Patienten beobachtet):

× Gewichtsverlust
× Schlafstörungen
× Gedachtnisstörung, Konzentrationsstörungen
× verändertes Träumen
× Angst, Verwirrtheit
× Libidoabnahme
× starke Erregung (Agitiertheit), Nervosität
× Appetitlosigkeit
× Stimmungsschwankungen

× Migräne Empfindungsstörungen (Parästhesien)
× Zittern
× Schwindel
× Aufmerksamkeitsstörungen
× Ejakulationsstörungen
× Orgasmusstörungen bei der Frau
× Menstruationsbeschwerden

Gelegentliche Nebenwirkungen (wurden bei mehr als 1 von 1000, aber weniger als 1 von 100 Patienten beobachtet):

× Aggressivität
× Entfremdungserlebnisse (Depersonalisation)
× Halluzinationen
× krankhafte Hochstimmung, die ungewöhnliches Verhalten verursachen kann (Manie)
× Haarausfall
× Gewebeschwellungen infolge von Wasseransammlungen (Ödeme)

Seltene Nebenwirkungen (wurden bei mehr als 1 von 10000, aber weniger als 1 von 1000 Patienten beobachtet):

× Krampfanfälle
× unkontrollierte Bewegungen wie Zuckungen und andere Bewegungsstörungen
× Hepatitis
× Natriummangel im Blut (Hyponatriämie), der zu Müdigkeit, Verwirrtheit, Muskelverspannung, Krampfanfällen oder Koma führen kann

Nicht bekannt (Häufigkeit auf Grundlage der verfügbaren Daten nicht abschätzbar):

× verminderte Zahl der Blutplättchen in Verbindung mit einem erhöhten Risiko für Blutungen oder blaue Flecken
× Überproduktion eines Hormons, welches Flüssigkeitsretention verursacht und so zu Schwäche, Müdigkeit oder Verwirrtheit führen kann
× niedrige Kaliumspiegel im Blut, die zu Muskelschwäche, Zuckungen oder unregelmäßigem Herzschlag führen können
× Panikattacken
× Serotonin-Syndrom (hohes Fieber, Muskelzucken, Verwirrtheit und Angst)
× Magen-Darm-Blutungen und Rektalblutungen
× schwere allergische Reaktion, die zum Anschwellen von Gesicht oder Rachen führt

Ein erhöhtes Risiko für das Auftreten von Knochenbrüchen wurde bei Patienten, die mit dieser Arzneimittelgruppe behandelt wurden, beobachtet.[5]

---

5 Es handelt sich hier um eine stark gekürzte Version des Beipackzettels.

Ich sehe an mir hinunter. Ich wiege nur noch 49 Kilo. Bevor ich die Tabletten nahm, waren es 66. Fast jeder, den ich treffe, gratuliert mir zu meiner neuen Figur, fragt, wie ich es geschafft habe, so viel Gewicht zu verlieren und es jetzt auch zu halten. Der Grund dafür liegt vor mir auf dem Tisch. Ich verschweige nie, dass ich Antidepressiva nehme, und die Kommentare sind immer die gleichen. Spätestens dank der neuen Figur sollte ich mich jetzt ja wohl besser fühlen, immerhin sehe ich toll aus, wirklich, so einen Körper wünscht sich jeder, und das Lächeln kommt dann von allein. Manche wollen die Medikamente auch gleich ausprobieren. Zum Abnehmen, versteht sich. Antidepressiva als Wunderpille für eine bessere Figur und ein besseres Leben.

Meine Figur ist nicht besser. Um ehrlich zu sein, hasse ich sie oft. Ich hasse auch meine Haut, die wegen der Medikamente zu Ausschlägen neigt, und meine Haare, die mir an manchen Tagen büschelweise ausfallen. Ich kann kaum noch essen, und mein Körper rächt sich jetzt dafür. Oft bin ich schwach und zittere stark, und ich glaube nicht, dass das an den Tabletten liegt, sondern daran, dass ich kaum noch essen kann. Ich habe einfach keinen Appetit, und wenn ich mich zum Essen zwinge, geht es mir danach immer schlecht. Mein Magen schafft es oft nicht, die Nahrung bei sich zu behalten, und so werde ich immer dünner und schwächer, doch das Ding ist: Eigentlich geht es mir damit gut. Also, mit den Tabletten. Zumindest in meinem Kopf ist alles okay.

Wenn ich die Medikamente nehme, die das chemische Gleichgewicht in meinem Gehirn in Ordnung bringen, dann geht's mir wirklich gut. Ich bin dann die ruhigste und ausgeglichenste Person der Welt. Ich musste dafür jedoch auch aufhören zu trinken. Die Medikamente funktionieren nicht in Kombination mit Alkohol und Drogen. Dafür reicht schon ein Glas Sekt zu den viel zitierten besonderen Anlässen. Wenn ich trinke, werde ich unsicher, und diese Unsicherheit macht mich aggressiv, und manchmal, wenn es ganz schlimm ist, hab ich sogar Suizidgedanken. Die haben nichts mit meiner Krankheit zu tun – zumindest nicht direkt –, es sind einfach die Nebenwirkungen der Medikamente. Und die spüre ich immer, wenn ich trinke – was ich verdammt gern tue. Bevor ich angefangen hab, die Tabletten zu nehmen, hatte ich ein leichtes Alkoholproblem. Ich trank jeden Tag, weil Alkohol die Depression kontrollierte, sie zugleich aber auch schlimmer machte, weshalb ich noch mehr trank. Ich hab mich in schwierigen Situationen in Alkohol geflüchtet, das war schon immer ein Problem. Ich glaube, dass ich dieses Problem jetzt im Griff habe, wobei ich mich manchmal schon dabei erwische, wie ich mich in besonders harten Zeiten nach dem geliebten Wodka sehne oder dem Glas Sekt oder Wein zum Anstoßen. Aber ich weiß, dass ich nicht mehr trinken darf, wenn ich mich nicht ernsthaft in Lebensgefahr bringen möchte.

Das mit den Suizidgedanken ist so ein Ding. Ich verstehe, woher sie kommen. Trotzdem ist es erschreckend, wenn ich sie kommen spüre, und dann vergesse ich oft, dass ich sie nur habe, weil das Medikament mir gerade hilft, weil es mir plötzlich wieder Antrieb gibt, und dann kann ich plötzlich wieder aufstehen und sogar halbwegs funktionieren. Eigentlich ist alles gut, doch dann denk ich zurück an die Zeit, die gerade hinter mir liegt und die viel zu schlimm war, als dass ich sie jemals wieder erleben möchte, erleben kann. Also werde ich suizidal – obwohl die schlimmste Phase vorüber ist. Ich kann wieder nach draußen gehen und einen Laden betreten, in dem ich Stricke, Schnaps und Schlafmittel besorgen kann, und da, da liegt die echte Gefahr für mich. Das Einzige, was ich tun kann, ist darüber zu reden und diese Gedanken irgendwie auszusitzen, denn sie gehen irgendwann vorbei – und spätestens dann check ich, dass langsam wirklich alles gut wird.

Ich nehm die Antidepressiva jetzt bereits zum zweiten Mal. Ich hab es ziemlich genau ein Jahr ohne geschafft, nachdem man mir gesagt hatte, ich sei gesund – doch ich war nie gesund, und ich werd's auch nie sein. Meine Depression ist nicht heilbar, man kann sie nur gut kontrollieren – und dafür sind eben neben einer Therapie auch diese Medikamente nötig. Zweimal hab ich mich durch die schlimmen Einstellungsphasen gequält, in denen Körper und Kopf wirklich im Arsch waren. Keine

Ahnung, was ich getan hätte, wenn ich nicht selbstständig arbeiten würde – ich lag einfach drei Wochen flach. Drei Wochen, die sich eigentlich kein Mensch leisten kann, aber diejenigen, die ins Büro müssen oder auf den Bau und berufliche Verpflichtungen haben, die »wichtiger als das Gesundwerden sind«, haben dann echt ein Problem. Wir leben in einer Leistungsgesellschaft, in der man funktionieren muss. Die drei Wochen, die man braucht, bis die stärksten Nebenwirkungen der Antidepressiva nachlassen und man wieder halbwegs funktioniert, wünsche ich niemandem. Die wenigsten Depressions- oder Angstpatienten, die ich kenne, haben die drei Wochen durchgehalten. Nicht, weil sie mit den Nebenwirkungen nicht klarkamen, sondern weil sie es sich nicht leisten konnten, so lange noch weniger zu funktionieren als ohnehin schon. Sie quälen sich also weiter mit ihrer Krankheit – nicht aus Angst vor den Medikamenten, sondern aus Angst vor dem drohenden Jobverlust. Sie machen das so lange, bis es nicht mehr anders geht, und irgendwann sind sie dann völlig am Ende, und es geht gar nichts mehr. So ging's mir zumindest während des Studiums.

Meine Therapeutin vergleicht die Depression und die damit verbundene medizinische Behandlung gerne mit einem Beinbruch. Man ist ein paar Wochen lang eingeschränkt und im besten Fall auch krankgeschrieben. Das gebrochene Bein ist nicht belastbar, und man kann nicht joggen gehen, auch nicht, wenn jemand kommt und sagt: »Jetzt raff dich doch einfach mal auf, Mensch.« Der Bruch heilt irgendwann von selbst, doch die verschriebene Krankengymnastik muss man machen, damit das Bein sich wieder an die normale Bewegung gewöhnen und Muskeln aufbauen kann. Mit einer Depression ist das ähnlich, glaube ich. Ich hab mir noch nie das Bein gebrochen.

Ich spiele an einem Haarbüschel herum und hab schon wieder eine ganze Strähne in der Hand. Eigentlich sollte das nicht so sein. Man hat mir gesagt, dass diese Nebenwirkungen irgendwann aufhören und dass ich die Medikamente sonst wechseln soll. Das Ding ist aber: Ich mag meine Medikamente. Seit ich sie nehme, geht's mir gut, oder zumindest fühle ich mich *normal*. Ich habe die Emotionen, die ich haben soll, fühle Trauer, Freude, Glück und Wut. Die gefühlte Perspektivlosigkeit ist weg, zumindest fast, nur noch ganz selten kommt sie durch – und das ist es ja, was wichtig ist für mich. Mit zu wenig Gewicht und zu wenig Haaren kann ich leben, mit schlimmen Depressionsphasen nicht.

Auch mit den Schlafstörungen und der Müdigkeit komme ich klar. Ich kann zum Glück schlafen, wann ich will, und ich nutze den Tag eben anders als die meisten. Wichtig ist nur, dass ich überhaupt den Tag nutzen kann und, wenn es sein muss, auch die Nacht. Man sagt mir, das sei nicht förderlich bei einer Depression, doch ich komm sehr gut damit klar.

Vor ein paar Tagen war ich beim Arzt. Ich gehe oft dorthin, zum Medikamentencheck. Es kann ja immer mal was sein. Eigentlich hab ich darauf keinen Bock, denn prinzipiell geht's mir ja gut – abgesehen von den Nebenwirkungen, die manchmal auftreten.

Er fragt, wie es mir geht. Ich sage, dass es mir ausgesprochen gut geht, also »normal«. Das heißt, ich fühle etwas. »Normal« ist ein beschissenes Wort, denn es ist irgendwie undefinierbar. Was ist schon normal, was nicht? Ich sage dem Arzt also, dass es mir »normal«

geht, und male mit den Zeigefingern Anführungszeichen in die Luft. Er lacht. Das ist gut, denn das heißt, er versteht mich. Ich mag es nicht, wenn Ärzte so todernst sind, da bekomm ich Angst. Ich denk dann immer, dass sie mich doch für verrückt halten, und irgendwie bin ich ja auch verrückt – aber als Teil meines Charakters, nicht im Sinne einer psychologischen Diagnose. Wir müssen noch ein paar Tests machen, und ich höre gar nicht richtig zu, welche das sind, es ist mir auch egal, ich mache sie regelmäßig. Nur diesmal sagt mein Arzt mir danach, dass mein Herz zu langsam schlägt und manchmal sogar ganz aussetzt, dass mein Gehirn nicht genug Sauerstoff bekommt und dass er meine Medikation überdenken muss, wenn das so bleibt. Ich weiß nicht, wieso, aber aus irgendeinem Grund finde ich das tierisch lustig – das erklärt nämlich, warum ich manchmal einfach dumm bin. Also nicht dumm im Sinne von minderbemittelt, sondern so dumm, dass ich seltsame Entscheidungen treffe oder doofe Sachen sag, weil ich einfach nicht richtig nachdenke. Und er gibt mir gerade die Begründung dafür. Ich meine, wie soll man schon richtig denken, wenn das Gehirn zu wenig Sauerstoff bekommt? Immerhin kriegt es jetzt Serotonin, und ich kann damit leben, manchmal dumm zu sein, wenn ich dafür glücklich bin. Der Arzt findet das nicht so lustig wie ich. Er will mich in drei Wochen wiedersehen. Verlangsamter Herzschlag ist nicht gesund, und ich denke nur, *geil Mann, Bradykardie, endlich eine richtige Krankheit!*, und genau das ist so ein Moment, in dem ich einfach richtig dumm bin, denn ich hab ja eine richtige Erkrankung, nur ist sie im Gegensatz zu Herzrhythmusstörungen nicht greifbar. Ich vereinbare einen Termin in drei Wochen, gehe nach Hause, werfe eine Tablette ein und lege mich schlafen mit der Begründung, dass nur mein verlangsamter Herzschlag an der ständigen Müdigkeit schuld ist.

Den Termin drei Wochen später lasse ich sausen. Ich bin mit meinen Medikamenten glücklich. Also »glücklich«. Verlangsamter Herzschlag hin oder her, mir geht es gut, und wenn ich mir die Liste der Nebenwirkungen so ansehe, hab ich wirklich keine Lust, mich wieder auf was Neues einzustellen. Das Ding ist ja: Es gibt so viele verschiedene Antidepressiva, und mit meinen geht's mir gut. Also prinzipiell – auch wenn ich eigentlich an jeden Punkt auf der in der Packungsbeilage zitierten Liste der Nebenwirkungen, die für mindestens drei Wochen nach der Ersteinnahme anhalten, ein kleines Häkchen machen kann.

Trotzdem frage ich mich immer wieder: Bin ich jetzt eigentlich ein anderer Mensch? Man sagt ja, Antidepressiva verändern die eigene Persönlichkeit nicht, doch stimmt das wirklich? Was ist schon die Persönlichkeit? Kann ich mit Mitte 20 überhaupt schon sagen, wie meine Persönlichkeit ist? Und ist die Depression ein Teil meiner Persönlichkeit oder nur etwas, das meine Persönlichkeit auf gewisse Art und Weise einschränkt? Bin ich, wenn ich gerade depressiv bin, ein anderer Mensch, als wenn ich's nicht bin, oder gehört das alles irgendwie zusammen?

Die Frage nach meiner Persönlichkeit, meiner Identität, beschäftigt mich schon immer. Mein Umfeld sagt, dass ich auch deshalb oft so depressiv sei. Weil ich nicht wisse, wer ich eigentlich sei und zu viel darüber grübelte – dabei weiß ich eigentlich genau, wer ich bin und was ich will, und das ist, ich zu sein und als der Mensch wahrgenommen zu werden, der ich bin – und dieser

Mensch, der ist eben manchmal depressiv. Dieser Mensch ist der gutmütigste Mensch der Welt, wenn man ihn respektvoll behandelt – und der hasserfüllteste, wenn man ihm wehtut. Dieser Mensch ist manchmal laut und nimmt den ganzen Raum für sich ein – und manchmal so ruhig, dass man ihn gar nicht bemerkt. Dieser Mensch lacht, bis er weinen muss, und er weint, nur um danach wieder das dickste Grinsen im Gesicht zu tragen. Dieser Mensch zieht gerne schöne Sachen an und schminkt sich manchmal viel zu stark, nur um am nächsten Tag mit ungewaschenen Haaren und vergammelter Jogginghose im Supermarkt an der Kasse zu stehen. Dieser Mensch klingt unnormal und glaubt trotzdem, dass das alles irgendwie »normal« ist – weil die Medikamente ihm ermöglichen, so »normal« zu sein. Dieser Mensch weiß, wer er ist, und möchte auch als dieser wahrgenommen werden – und zwar ohne ständig mit seiner Krankheit und den vielen Begleiterscheinungen konfrontiert zu werden.

Wahrscheinlich ist die Depression ein Teil meiner Persönlichkeit. Wahrscheinlich schränkt sie meine Persönlichkeit auf gewisse Art und Weise ein. Mit ziemlicher Sicherheit bin ich ein anderer Mensch, wenn ich depressiv bin, als wenn ich's nicht bin – doch ich glaub, das hat mit den Tabletten nichts zu tun.

Ich muss an ein Gespräch mit einem Bekannten denken. Auch er ist depressiv, doch er glaubt nicht an die Wirkung der Tabletten. Stundenlang haben wir uns über die verschiedensten Studien zum Thema Antidepressiva gestritten – solche, die deren Wirksamkeit bestätigen, und solche, die sie widerlegen. Er kam am Ende zu der Erkenntnis, dass Serotonin-Wiederaufnahmehemmer, wie ich sie nehme, nichts anderes sind als ein Placebo, an das man dank der vielen Nebenwirkungen so stark glaubt, dass man sich letzten Endes selbst heilt.

Ich habe keine Ahnung, was ich wirklich glauben soll – außer dass Tabletten wahrscheinlich echt nicht für jeden der richtige Weg sind. Für mich selbst kann ich nur sagen: *Actually, the drugs DO work.*[6]

Und die Frage nach meiner Identität wird mich wohl immer beschäftigen. Genau wie der Beipackzettel meines Medikaments.

---

6 Anspielung auf »The Drugs Don't Work« von The Verve.

15
WIE MAN LEBEN RETTET

Schritt 1: Ich sage: »Wir müssen reden.«

So oder so ähnlich haben das zumindest The Fray einmal formuliert, als sie einen Song darüber schrieben, wie man Leben rettet. Um das zu tun, muss man nämlich nicht zwangsläufig Arzt sein. Manchmal reicht es schon, wenn man einfach mal zuhört.

Ich sage nicht oft: »Wir müssen reden.« Das ist eigentlich so ein Satz, mit dem man Schluss macht. Man muss dann eigentlich gar nichts weiter sagen, der Satz spricht dann schon für sich. Wenn man Schluss macht, dann bedeutet »Wir müssen reden« in etwa »Jetzt rede ich, und du hörst mir zu«. Hier geht es aber nicht ums Schlussmachen. Sondern ums Überleben.

Manchmal denke ich über den Tod nach. Also nicht irgendeinen Tod, sondern meinen. In Gedanken sterb ich oft, ganz oft sogar, und immer wieder anders. Ich denke nicht bewusst an Suizid, aber ich denke übers Sterben nach. Ich denke ganz oft übers Sterben nach.

Ich sage: »Wir müssen reden«, und dann rede ich. Darüber, wie ich wieder einmal gestorben bin, eben, in der Badewanne, wo ich immer noch liege, das Telefon am Ohr, das Wasser längst schon kalt.

Ich erzähle Sven, der am anderen Ende der Leitung ist, wie ich gestorben bin, doch ich weiß es gar nicht mehr genau. Ich lag einfach in meiner Wanne, das Wasser hat nicht mehr gedampft, also muss es längst schon kalt gewesen sein, und ich lag darin, ohne zu atmen, und auf seltsame Art sah ich hübsch dabei aus. Die Haut war weiß wie Schnee, die Haare schwarz wie Ebenholz, das Wasser rot wie Blut. Ich lag einfach so da in meiner Wanne und hab nicht mehr geatmet, fast wie Schneewittchen in ihrem Sarg – und irgendwie war das sehr schön.

»Denkst du manchmal nach über den Tod? Ich meine, deinen eigenen. Und wenn du in Gedanken stirbst – wie stirbst du dann?«

In Gedanken sterb ich oft, ganz oft sogar, und es ist immer wieder anders. Meist ertrinke ich in dieser Gefühllosigkeit, die ich immer wieder empfinde – sofern das überhaupt ein Gefühl ist. Manchmal überfährt mich aber auch ein Zug, ganz plötzlich, ein Unfall, weil ich zu nah am Bahngleis steh. Im seltensten Fall schieß ich mir einfach in den Kopf, Shotgun, stilecht, ein bisschen Kurt Cobain muss sein, und in dem Abschiedsbrief steht »Fickt euch hart!«.

Sven schweigt. Ab und an hör ich das Klicken eines Feuerzeugs, das heißt, er kifft und sein Joint geht immer wieder aus. Vermutlich läuft er dabei durch die Wohnung und sortiert seine Papiere, wie immer, wenn es um was Ernstes geht. Als ich fertig bin, holt er kurz tief Luft, sagt: »Ey, Mädchen, ey, komm mal klar, echt jetzt. Ich hab keine Zeit, mir immer deine Scheiße anzuhören«, und dann legt er auf, und ich sterbe, ich sterbe schon wieder, diesmal kann ich ganz genau fühlen, wie ich ins Wasser gleite und ertrinke.

Es klopft plötzlich an der Tür. Max steht davor und sagt: »Komm raus, ich muss echt kacken«, also steh ich auf und öffne ihm die Tür, mach mir nicht einmal die Mühe, mich in ein Handtuch einzuwickeln, und er sieht mich, splitterfasernackt, alles egal. Er nimmt seinen Bademantel von der Tür, legt ihn um meine nassen Schultern und sagt: »Wir müssen reden.«

Und dann reden wir, beide, und am Ende bin ich gar nicht tot, sondern am Leben.

Zwei Tage später kommt es aufgrund von Svens Unverständnis zu meinem Gefühlsausbruch auf Twitter.

16
DAS KRISENGEBIET
WIRD EVAKUIERT

ch bin nicht die Depression«, sage ich und lächle ihn an, obwohl mir eigentlich eher zum Heulen zumute ist. Sven steht auf der anderen Seite der Bar und spielt nervös mit meinem Feuerzeug, weil er seins mal wieder irgendwie verlegt hat. Irgendwann blickt er auf und sieht mich an, nicht direkt, sondern ein wenig an mir vorbei. So, als müsste er noch mehr Distanz zwischen uns schaffen. »Ich kannte mal ein Mädchen, eine junge Frau, die glaubte, dass sie nicht zu Liebe fähig sei, und die sich nicht einmal berühren lassen wollte. Diese Frau steht jetzt vor mir und sagt, dass sie mich gerne küssen würde. Und dass sie meine Nähe braucht.«

Ich würde ihm gerne darauf antworten. Aber vielleicht möchte er eh nicht mehr hören, was ich ihm sagen will. Es ist das Schlussmachen, hier, in seiner Bar – wo alles mit uns angefangen hat. Zu Beginn gab es immer Champagner. Und ich trank sehr viel davon, obwohl ich aufgrund meiner Medikamente gar nicht hätte trinken dürfen. Sven sagte oft: »Setz deine blöden Pillen ab, denn jetzt bin ich der, der dich glücklich macht.« Und er hat nie richtig verstanden, dass ich die Pillen wirklich brauche. Jetzt gibt es statt Nähe und Champagner nur noch Cola und Distanz. Und die Pillen nehme ich immer noch.

Die Worte, die ich auf der Zunge hab, schluck ich genauso runter wie sonst die Antidepressiva.

Und das Liebeslied enttarnt sich als Kriegsmelodie, wenn das MDMA nicht mehr wirkt, hat mal jemand gerappt,[7] und ich würde so gerne sagen, dass das nicht stimmt. Aber wann immer ich aus seinem Bett gekrochen und aufs Sofa geklettert bin, hab ich gemerkt, dass der Text stimmt – also, wenn man bei uns MDMA durch Kokain ersetzt. Wir waren immer irgendwie drauf, auch wenn ich nach wie vor nicht weiß, was genau das zwischen uns war, aber so langsam kommen wir davon runter. Die anfängliche Euphorie ist weg, und mit den Downern kommt das Denken, dabei wollten wir doch gar nicht so viel denken, sondern einfach *machen*. Wir hatten Drogen, Sex und viel zu viel Champagner. Wir wollten keine Angst mehr haben, Angst vor der emotionalen Nähe zwischen zwei Menschen, und die blauen Flecken standen für Vertrauen. »Du darfst mir immer wehtun«, hab ich zu ihm gesagt, »aber bitte sei nicht zärtlich, denn die Nähe macht mir Angst«, doch er hat nicht auf mich gehört. Seine Hand um meinen Hals, keine Tränen vor Schmerz, sondern weil er mir viel zu nah war. Er hat mir befohlen, seine Nähe zuzulassen. Es war Machtmissbrauch, weil er wusste, dass ich schwach war.

Über einen Monat kämpfe ich jetzt schon um uns. Um die Beziehung, die am Anfang so gut war und sich irgend-

---

7 Love A – »Die die die« (Antilopen Gang Remix)

wann als toxisch entpuppt hat. Ich weiß nicht, ob es die Depression war, die sie kaputt gemacht hat. Ob es mein Gefühl der Verlorenheit ist. Mein Mich-in-Sätzen-Verlieren, -in-Worten-Verlieren – den guten und den schlechten –, mein Mich-im-Sex-Verlieren, in ihm. Mein Mich-selbst-Verlieren.

Manchmal hab ich das Gefühl, ich kann mich niemandem mehr öffnen, und ich weiß nicht, ob das die Krankheit ist oder einfach meine Erfahrung. Er hat mich regelrecht gezwungen, seine Nähe zuzulassen. Ihn zuzulassen. Und dabei hat er meine seelischen und körperlichen Grenzen überschritten.

Bitte gib mir noch 'ne Line.

Er schaut mich nicht mehr länger an, geht ein paar Schritte auf und ab, zuerst auf mich zu, dann wieder von mir weg. Der Abstand zwischen uns ist fast schmerzhaft, und plötzlich fühle ich, wie mein Körper nach ihm verlangt. Nicht zärtlich. Hart. Ich knall die Cola-Flasche auf den Tisch, die schweren Vorhänge der Bar sind zu, kein Blick auf den kalten Herbst da draußen, nur wir, hier, in diesen dunklen Räumen. Er schaut dank des lauten Knalls der Cola-Flasche wieder her, und ich sag: »Fick mich.«

Das ist so typisch für mich. Wenn ich nicht in der Lage bin, meine Gefühle zu verstehen und in Worte zu packen, dann übernimmt mein Körper das für mich. Und gerade fühlt und spricht er: ficken. Der Blick ist direkt, die Muschi ist feucht.

Er sagt: »Besser nicht.« Und ich frage ihn: »Willst du denn nicht?«, und er zögert kurz, einen Moment lang, fasst sich dann in den Schritt und meint: »Mein Körper will. Mein Kopf will nicht.« Und genau das ist das verfickte Problem: Er hat beschlossen, mich nicht mehr zu wollen.

Ich stehe auf und ziehe meinen Mantel an. Sven faselt irgendwas von seiner letzten Party in der Bar und den Drogen und dem Sex und kommt hinter dem Tresen vor und fasst mir an den Hals, drückt mich an die Tür und sagt: »Du musst jetzt gehen.« Und ich denk, jetzt hab ich ihn so weit, ihn so kontrolliert, dass er mir die Kontrolle nimmt, und es fühlt sich einfach richtig an. Ich mach die Augen zu, erwarte, dass er mich gleich schlägt, doch er sagt nur: »Das ist mein Ernst, du musst jetzt gehen«, lässt mich los und öffnet die Tür. Kontrollverlust der anderen Art. Und ich weiß, das ist jetzt echt sein Ernst.

Er stößt mich hinaus in die Kälte, zu den vielen Menschen, die trotz des Wetters draußen unterwegs sind. Viel zu viele. Im letzten Moment zieht Sven mich doch noch mal an sich, drückt meinen Kopf an seine Brust, die linke Hand in meinem Haar, und sagt: »Du kriegst das alles hin. Glaub an dich, denn ich tu's auch«, und ich halte ihn noch einen Moment lang fest, lasse dann los und drehe mich wortlos um. Die Kälte und den Regen spür ich gar nicht mehr, und auch wenn ich weiß, dass hier jetzt wirklich Schluss ist, fühlt sich das alles mehr nach Frühling an. Es ist ein Abschluss, der zu einem Neuanfang führt.

17
DAS GEFÜHL DER GEFÜHLLOSIGKEIT

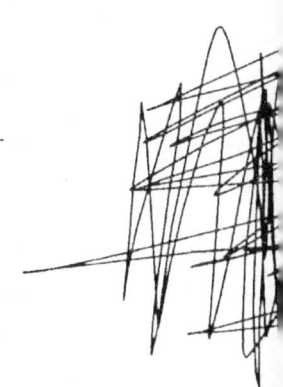

ie fühlt sich eine Depression eigentlich an?«
Es ist das gefühlt einhundertste Mal, dass mir ein Reporter diese Frage stellt, und auch das einhundertste Mal, dass ich sie nicht befriedigend beantworten kann.

Was ist schon eine Depression? Befragt man Google, so erhält man als Antwort: »negative Gedanken, Konzentrationsstörungen und Entscheidungsschwierigkeiten, Erschöpfung, Rastlosigkeit, innere Unruhe, Schlaf-, Ernährungs- und Sexualprobleme, Traurigkeit, Verzweiflung, Resignation, Freudlosigkeit, Lustlosigkeit, Interessenlosigkeit, Gefühllosigkeit, innere Leere, Gleichgültigkeit, Schuldgefühle, Minderwertigkeitskomplexe, Hoffnungslosigkeit, Ausweglosigkeit, Vereinsamung, Angstzustände und Ängste« sowie eine Liste körperlicher und psychosomatischer Beschwerden.

Diese Gefühle kennt so ziemlich jeder. Auch ich hab solche Beschwerden oft, wenn ich gerade keine depressive Episode habe. Eine Depression ist mehr als das. Vor allem aber eine Wechselwirkung all dieser Komponenten.

Wenn ich deprimiert bin, fühle ich mich erschöpft, unruhig, rastlos, traurig und auch irgendwie hoffnungslos.

Wenn ich depressiv bin, fühle ich nichts davon. Wenn ich depressiv bin, und nicht bloß einfach deprimiert – und diese zwei Worte werden im allgemeinen Sprachgebrauch einfach viel zu häufig gleichgesetzt –, existiert da nichts außer einem schwarzen Loch, in dem ich sitze, das ich aber noch nicht einmal so richtig wahrnehmen kann, weil es mehr ein Nichts ist als ein schwarzes Loch. Früher habe ich mir das Nichts aus Michael Endes »Unendlicher Geschichte« auch immer als großes, schwarzes Loch vorgestellt. Heute weiß ich, dass das Nichts viel schlimmer ist als das. In einem Loch, da sind ja wenigstens noch Wände um dich rum, die dich auf irgendeine Art beschützen – doch an den Stellen, wo das Nichts ist, gibt es auch nichts, das dich beschützt. Wer nur in ein tiefes, schwarzes Loch gefallen ist, aus dem er nicht herauszukommen glaubt, kann sich also irgendwie noch »glücklich« schätzen. Wer die »Unendliche Geschichte« gelesen hat, weiß, dass das Nichts nicht mal ein Loch zurücklässt. Von einem »schwarzen Loch« kann man bei einer Depression also nur dann reden, wenn man das astronomische schwarze Loch meint. Zu viel Masse auf zu kleinem Raum. Zu viele Gedanken in einem zu kleinen Gehirn.

Wahrscheinlich äußern sich Depressionen am ehesten in ausbleibenden Taten – also im Nichtstun.

Einmal hab ich zum Beispiel Pizza bestellt, weil ich nicht in der Lage war zu kochen. Das geht zumindest in der

Großstadt ja ganz einfach online. Die Pizza hat es trotzdem nicht bis in mein Bett geschafft. Als es an der Tür klingelte, konnte ich nicht aufstehen, um dem Boten zu öffnen. So ist das eben, wenn man depressiv ist: Man lässt auch einfach mal so eine komplette Bestellung zurückgehen, weil man zu gar nichts mehr in der Lage ist. Dass man soeben zehn Euro verschenkt hat, ist einem egal. Depressionen gewinnen immer gegen den Hunger. Und auch gegen Geld.

»Man sagt ja immer, schwere Depressionen seien wie ein Schlaganfall der Seele«, unterbricht der Reporter meine Gedanken. »Wie würden Sie das beschreiben?«

Keine Ahnung, woher soll ich denn wissen, wie sich ein Schlaganfall anfühlt? Und können wir bitte, bitte endlich aufhören, Krankheiten miteinander zu vergleichen? Ein Schlaganfall ist ein Schlaganfall. Eine Depression ist eine Depression. Eine Person, die niemals einen Schlaganfall hatte, kann nicht nachvollziehen, wie sich so etwas anfühlt. Mit der Depression ist das genauso. Erst wenn man sie einmal erlebt hat, versteht man, was ein Depressiver eigentlich meint, wenn er von seinen Gefühlen – oder auch seinen Nicht-Gefühlen – erzählt. Und außerdem glaub ich gar nicht an die Seele, von daher kann mit ihr auch gar nichts falsch sein. Alltagspsychologie, *my ass*. Das Problem sitzt ganz eindeutig in meinem Gehirn, checkt ihr das denn alle nicht?

Mein Mitbewohner sagt immer, ich solle aufhören, Depressionen erklären zu wollen. Insbesondere den Menschen, die nicht wüssten, was man dabei wirklich fühle. Einmal saßen Max und ich gemeinsam in der Küche und versuchten, uns gegenseitig unsere Gefühle während einer Depression zu beschreiben – wir scheiterten kläglich. Selbst ein Depressiver kann einem Depressiven nicht verständlich machen, was er gerade spürt.

»Ich finde, das beste Wort für diesen Zustand ist immer noch ›egal‹. Also, wenn man überhaupt ein Wort dafür benutzen kann.«

Ich nickte.

»Einmal hat sich jemand neben mir vor den Zug geschmissen, und es war mir egal.«

»Krasses Beispiel«, sagte ich. »Ich meine, in so einem Moment hält dich doch jeder für ein Arschloch.«

»Ich hab mir das nicht ausgedacht«, antwortete Max, »das ist wirklich so passiert.«

Das Gespräch endete mit einem »Du weißt schon, was ich meine«, und ich wusste genau, was er meinte, auch wenn ich es nicht in Worte hätte fassen können.

Als ich das letzte Mal bemerkte, dass ich dabei war, in die Depression abzugleiten, kaufte ich mir eine Katze. Meine Therapeutin hat mir immer gesagt, dass es gut für mich wäre, ein Haustier zu besitzen. Ein Wesen, um das ich mich kümmern muss. Das meine Aufmerksamkeit verlangt, egal, wie es mir geht. Ein Wesen, das mich morgens aus dem Bett holt, weil es Hunger hat, und in den schlimmen Phasen bei mir liegt und mir Trost spendet. Soweit ich weiß, rät man das vielen Depressiven. Weil man lernen soll, wieder Verantwortung für das eigene Leben zu übernehmen, wenn es da noch ein anderes Wesen gibt, um das man sich kümmern muss. Auch wenn das bei mir auf seltsame Art geklappt hat, erschließt sich mir bis heute nicht so richtig, wie genau das funktioniert.

Ich nahm den Rat meiner Therapeutin trotzdem an und fand die für mich perfekte Katze. Ich wollte sowieso wieder eine haben, seit ich von zu Hause ausgezogen war und meinen Straßentiger hatte zurücklassen müssen, weil ich damals weder Platz noch Zeit für ihn gehabt hätte. Als ich dann vor der Katze stand – oder, besser gesagt, sie vor mir –, fühlte ich so was wie Liebe auf den ersten Blick, und ich kann bis heute nicht verstehen, wieso der Vorbesitzer sie nicht mehr haben wollte. Es ist die beste Katze der Welt. Immer hungrig. Immer eigensinnig. Und immer an meiner Seite, wenn es mir wirklich schlecht geht. An den ganz schlimmen Tagen, wenn ich mir selbst die Decke über den Kopf ziehe, weil es nicht reicht, allein in meinem Zimmer zu sein, kriecht sie sogar vorsichtig darunter und stupst mit ihrem kleinen schwarzen Kopf gegen meinen, so als wollte sie mir sagen: »Hey, ich weiß, es geht dir schlecht, doch ich bin da, wenn du wen brauchst.«

Ich bringe mich eigentlich nur nicht um, weil ich nicht wüsste, wer sich um mein Baby kümmerte, wenn ich erst nicht mehr da wäre – und das ist vermutlich genau das, was meine Therapeutin damals bezwecken wollte. »Denk an Kotti« ist sowieso der einzige Satz, der mich vor Selbstmord retten kann, wenn es mal wieder ganz akut ist. Meine Katze könnte ohne mich nicht leben. Und ich hätte ohne sie längst aufgegeben.

Die Depression ist aber ein mieses Arschloch, das auch vor den größten Verantwortungen im Leben nicht halt macht. Es gibt Tage, an denen ich es nicht einmal schaffe, meine Katze zu füttern, weil ich nicht aufstehen kann. Die Kraft reicht dann gerade so für eine SMS an die Mitbewohner mit der Bitte, das ausnahmsweise mal zu übernehmen. Was bleibt, ist der Hass auf mich selbst, weil ich diese Katze über alles liebe, ihr aber an den richtig schlimmen Tagen nicht mal das bisschen geben kann, was sie zum Leben braucht. Okay, das passiert vielleicht einmal im halben Jahr, und trotzdem – die Depression sorgt dafür, dass ich selbst die wichtigsten Dinge in meinem Leben vernachlässige. Und andere Lebewesen sind nun einmal wichtiger als Jobs oder Termine. Wenn ich die Katze wäre, würde ich mich für diese Tage hassen. Die Tage, an denen der Mensch, der die Verantwortung für mich trägt, mir nicht einmal das kleinste bisschen Aufmerksamkeit schenken kann, weil es ihm schlecht geht. Das Tier hat für die Krankheit jedoch mehr Verständnis als so ziemlich jeder Mensch, der um mich und meine Depression weiß. Das sagt zumindest mein Gefühl. Das flauschige Ding hat mich noch nie alleingelassen, egal, wie scheiße es mir ging. Von den meisten Menschen kann ich das leider nicht behaupten. Ob es jedoch das Richtige ist, eine so schwerwiegende Erkrankung mit einem Tier therapieren zu wollen? Ich kenne einige Fälle, in denen das nicht funktioniert hat und am Ende Mensch und Tier unter der Situation litten. Es war einfach Glück, dass wir beide so gut harmonieren und sie genauso wenig ohne mich kann wie ich ohne sie.

»Erzählen Sie doch einfach mal, was Sie im Allgemeinen fühlen.« Der Reporter gibt nicht auf, ist auf der Suche nach einer Antwort, die er in seinen Artikel schreiben kann. Eigentlich ja ganz schön, dass er versuchen will, Menschen, die nicht an einer Depression leiden, zu vermitteln, was ein Depressiver fühlt. Doch es ist einfach nicht beschreibbar.

»Einfach mal« erzählen, wie es einem so geht, das fällt ja schon gesunden Menschen ziemlich schwer. Auf die Frage »Wie geht es dir?« antwortet man eigentlich immer mit »gut«, auch wenn das gar nicht stimmt. Sobald aber jemand anfängt, auf die Frage ehrlich zu antworten, schaltet das Gegenüber oft ganz schnell ab. Es geht meistens mehr um eine Art Small Talk, ein wenig geheucheltes Interesse, sonst nichts. Gefühle zeigen ist nicht leicht. Gefühle in Worte fassen noch viel schwerer. Und Nicht-Gefühle zu beschreiben ist wohl das Schwerste von allem.

Ich habe aufgehört, die Frage »Wie geht es dir?« zu beantworten, wenn ich merke, dass mein Gegenüber nicht auf eine ernst gemeinte Antwort aus ist. Ich hab allerdings auch aufgehört, sämtliche Gebrechen, die man als Depressiver so hat, aufzuzählen. »Scheiße« muss als Antwort reichen. Und mit »scheiße« kann eigentlich jeder etwas anfangen, weil es jedem schon mal scheiße ging.

Natürlich ist eine echte Depression »nicht einfach nur scheiße«, sondern noch viel mehr als das, aber wie soll ich dem Reporter das so erklären, dass er mich versteht? Das kann ich nicht. Ich kann nur sagen, wann sie da ist und wann nicht.

»Wenn die Depression ein Lied wäre, dann wäre das ›Black Orchid‹ von Blue October«, antworte ich dem Reporter und kritzle eine große schwarze Wolke auf den vor mir liegenden Notizblock.

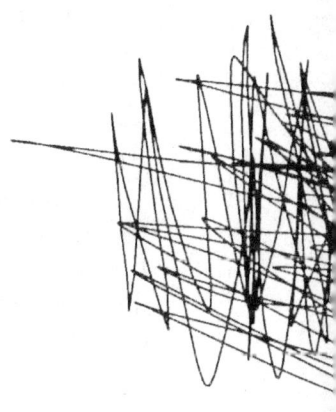

18
LEBEN UND TOD

Du bist was von Beruf?«, frage ich, und man kann mir mein Entsetzen förmlich anhören. »Bestatter«, gibt er grinsend zurück. »Ich bringe Leute für Geld unter die Erde. Also, tote Leute. Ich bringe die nicht um oder so, die leben schon nicht mehr, wenn sie bei mir ankommen.«

»Sorry, aber irgendwie ... siehst du überhaupt nicht nach Bestatter aus.«

»Wie sieht denn ein Bestatter aus?«, will er von mir wissen.

»Na, jedenfalls nicht wie du. Bestatter sind alt und grumpy.«

Paul ist Anfang 30, trägt eine graue Jogginghose, weiße Sneaker und ein Shirt mit irgendeinem undefinierbaren Aufdruck, das die vielen bunten Tattoos an seinen Armen zur Geltung kommen lässt. Wir kennen uns schon eine ganze Weile, aber bis zu unserem heutigen Abendessen war mir nicht klar, dass er Bestatter ist. Aufgrund seiner Optik und der Tatsache, dass wir uns im Netz kennenge-

lernt haben, bin ich immer davon ausgegangen, dass er
»irgendwas mit Medien« macht.

»Sonst noch ein paar Klischees, die du gerne anbrin-
gen möchtest?«, fragt er, und für einen kurzen Augenblick hab ich den Eindruck, Paul könne meine Gedanken
lesen.

»Nee«, antworte ich kleinlaut, und er schmunzelt.

»Sah so aus«, sagt er lachend, und ich stimme mit ein.

»Du bist also Bestatter ...«

»Ich bin also Bestatter. Und jetzt? Sind wir noch
Freunde?«

»Ab jetzt sind wir sogar beste Freunde«, antworte ich.
»Ich plane nämlich seit gefühlt 20 Jahren meine eigene
Beerdigung, und ab sofort darfst du mir dabei helfen. In
meiner Vorstellung feiern auf jeden Fall schon mal alle
eine riesengroße Party, wenn ich nicht mehr da bin.«

»Nur dass du keinerlei Einfluss darauf hast, wenn du
das nicht vorher festlegst«, gibt er zurück.

»Keine blöden Fragen, warum ich das bereits seit so
langer Zeit exzessiv plane?«, hake ich nach und ziehe die
Augenbrauen zusammen, weil ich selbst nicht genau
weiß, ob ich diese Frage ernst meine.

»Du, ich hab im Prinzip jeden Tag mit Depressiven zu
tun, weil die meisten Menschen in eine solche Phase rutschen, wenn jemand in ihrem Umfeld stirbt. Ich kann
ein bisschen abschätzen, was in euren Köpfen so passiert, und wenn du das Gefühl hast, du musst jetzt deinen Tod und damit auch deine Beerdigung planen, ist es
für mich total okay, das erst einmal so anzunehmen,
ohne die genauen Umstände zu kennen. Du musst nur
wissen, dass es eben nicht so einfach ist, wie du dir das
ausmalst.«

»Was meinst du mit ›Es ist nicht so einfach‹?«, frage
ich. »Ich will einfach nur verbrannt und dann irgendwo

unter die Erde geschaufelt werden, wo sich niemand jemals wieder um mich kümmern muss.«

»Und so einfach funktioniert es eben nicht«, wiederholt er. »Du musst diese Dinge ganz genau festlegen, weil sonst deine Eltern die Entscheidungsgewalt darüber haben, was nach dem Tod mit deinem Körper passiert, und ehe du dich versiehst, liegst du in der Familiengruft auf dem Dorffriedhof.«

»Dann mache ich das eben jetzt«, sage ich trotzig. Paul lacht. »Wieso lachst du?«, frage ich.

»Weil du das alleine niemals hinkriegen wirst«, antwortet er.

»Na ja, dafür hab ich ja jetzt dich«, gebe ich zurück und strecke ihm die Zunge raus.

»Weißt du, so romantisch, wie du dir das vorstellst, ist es überhaupt nicht«, sagt er nach einigen Minuten der Stille, in der er sich eine Zigarette gedreht hat, die er nun genussvoll anzündet. »Du bist eine von diesen Frauen, die mit 13 Goethes Werther gelesen haben und jetzt denken, sie können alles, was in ihrem Leben schlecht läuft, mit dem Tod ihrer selbst retten. Nur dass Sterben absolut nichts Schönes an sich hat.«

»Mach mir meine Fantasien nicht kaputt«, sage ich und klaue ihm die Kippe, um selbst einen Zug davon zu nehmen. Mittlerweile bin ich mir gar nicht mehr so sicher, ob ich noch weiter über dieses Thema sprechen will. In meiner Vorstellung ist Sterben ziemlich schön, meistens zumindest, und was nach meinem Tod mit meinem Körper passiert, ist mir eigentlich auch ziemlich egal. Dachte ich zumindest – bis jetzt. Doch die Vorstellung, dass meine Bestattung nicht nach meinen Wünschen abläuft, dass statt einer riesengroßen Party voll lachender Menschen, die sich meine peinlichsten Erlebnisse erzählen, vielleicht doch nur fünf Leute an meinem

Grab stehen und weinen, Dinge sagen wie »Sie war doch noch so jung!« und »Sie war so ein guter Mensch!«, bedrückt mich.

»Wenn auf meiner Beerdigung irgendjemand fallen lässt, dass ich ein guter oder inspirierender Mensch war, reiße ich die betreffende Person mit in mein Grab«, sage ich laut und mache ein finsteres Gesicht.

»Du bist echt der seltsamste Mensch, den ich je getroffen habe«, gibt Paul zurück.

»Ich weiß. Außerdem will ich einen Sarg in Haiform. So einen, bei dem die Flosse oben aus der Erde guckt anstelle eines Kreuzes.«

»Eben hast du noch gesagt, du willst verbrannt werden.«

»Ach, was weiß ich denn, was ich will«, sage ich und füge in Gedanken hinzu, *zum ersten Mal seit Langem gerade einfach nicht sterben.*

Am nächsten Tag kann ich spüren, dass sich etwas in mir grundlegend geändert hat. Ich hab schon oft über den Tod gesprochen, also das Sterben an sich, wie ich mir das Leben nehmen könnte und wie ich mir meine eigene Beerdigung vorstelle – doch dieses Mal war irgendwie anders.

Vermutlich liegt es daran, dass ich zum ersten Mal mit einem Menschen darüber gesprochen habe, der wirklich etwas mit dem Tod zu tun hat, der jeden Tag Menschen sieht, die tot sind, gestorben an den verschiedensten Ursachen, manche davon natürlich, manche durch schwere Unfälle, andere durch ihre eigene Hand – und daran, dass er mich ernst genommen hat, auch wenn es auf den ersten Moment vielleicht nicht so wirkte. Ich hab es an der Art gemerkt, wie Paul mit mir gesprochen hat, dass er genau das tut. Kein »Du stirbst nicht!«, kein

»Jetzt hör mal auf zu spinnen!«, kein »Sag so was nicht in meiner Gegenwart!«, sondern ein ehrliches Gespräch über den Tod, das einen eher mit einem Lächeln im Gesicht statt mit Tränen in den Augen zurücklässt – und zum ersten Mal seit sehr langer Zeit bin ich mir sicher, dass ich wirklich nicht sterben will, sondern leben.

19
JUGEND AUF DEM LAND — TEIL II

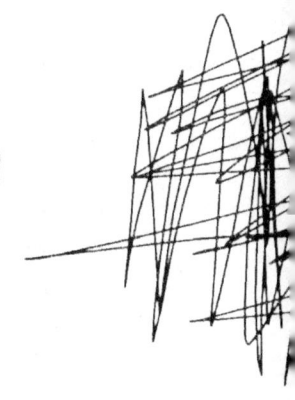

ch finde das irgendwie nicht verwunderlich, dass du keine Freunde hast, bei den Klamotten, die du trägst«, sagt sie und sieht mich von oben herab ab. Ich schaue an mir herunter und frage mich, was sie eigentlich meint. Ja, das Batikhemd, das ich trage, ist nicht das modernste, und auch die Jeans sind nicht mehr neu. Aber es ist doch einfach bloß Kleidung, und ohne könnte ich schlecht zur Schule kommen. »Und außerdem hast du ziemlich viele Pickel«, fügt dieses Mädchen, das ich nur vom Sehen kenne, noch hinzu, »das schreckt die Leute ziemlich ab.« Ich glaube, sie meint das gar nicht so böse, wie es bei mir ankommt. Wahrscheinlich versucht sie wirklich nur, mir dabei zu helfen, in der neuen Klasse endlich Anschluss zu finden, doch ihre Worte sind echt hart. Ich weiß, dass ich manchmal vielleicht etwas komisch bin, aber grundsätzlich sehr nett. Zumindest wäre ich gern mit mir befreundet, weil auf mich wirklich Verlass ist. Leider scheinen meine Klassenkameraden das anders zu sehen. Der Großteil meidet mich, der Rest brüllt mir auf dem Schulhof fiese Sachen hinterher. Meistens macht mir das nichts aus. Ich hab mich irgendwie damit abgefunden, die Außenseiterin zu sein. Manchmal aber, so wie jetzt, wenn jemand vor mir steht und mir direkt ins Gesicht sagt, was nicht mit mir stimmt und warum niemand mit mir befreundet sein will, trifft mich das doch – vor allem, weil es offensichtlich nicht mal was mit meinem Charakter zu tun hat, sondern mit meiner Optik, und an der kann ich nun mal nichts ändern. Mein Gesicht ist, wie es ist, und die Pickel gehören da nun mal dazu, genauso wie mein Körper einfach viel zu dünn ist, wodurch ich wie ein zu klein geratener Junge aussehe.

Natürlich würde ich manchmal gerne mit den anderen Mädchen tauschen, die mit ihren zwölf, dreizehn Jahren schon Brüste haben und ihre Körper in figurbetonenden Klamotten zur Schau stellen, als wäre der Pausenhof ein Catwalk, aber so bin ich nun mal nicht. Zu einem großen Teil tragen meine Eltern die Verantwortung dafür. Sie könnten es sich leisten, mir die coolsten Klamotten und die neuesten technischen Geräte zu kaufen, also all das, womit man sich auf dem Schulhof beliebt machen kann. Sie tun es aber nicht. Ich glaube, sie haben Angst, dass ich mich dann nicht mehr auf die Schule konzentrieren, sondern mit einer Clique aus coolen, angesagten Leuten um die Häuser ziehen würde. Ich kann es ihnen nicht verübeln, wahrscheinlich haben viele Eltern diese Sorgen, nur ist es als totaler Außenseiter eben auch nicht so leicht, sich ausschließlich auf den Lernstoff zu konzentrieren, läuft man doch bei jeder Meldung Gefahr, mit befeuchteten Papierkügelchen oder nasser Kreide beworfen zu werden. Im schlimmsten Fall wird man sogar verprügelt oder kopfüber in eine Mülltonne gesteckt. All das ist mir bereits passiert, und manchmal frage ich mich selbst, warum ich daran nicht zugrunde gegangen bin.

Ich bin weder dumm noch faul. Eigentlich weiß ich sogar ganz schön viel, und in einigen Fächern könnte ich sogar der Überflieger sein, also das, was sich mein Vater von mir wünscht, aber ich melde mich nie, aus Angst vor den Attacken anderer, und so bekomm ich mündlich eigentlich grundsätzlich eine 6. Ich hab mich damit abgefunden, für die anderen Kinder in meiner Klasse einfach »hässlich« zu sein, aber auch noch als Streber zu gelten und am Ende noch krasserem Mobbing ausgesetzt zu sein, das Risiko ist mir dann doch zu hoch. Also ziehe ich es vor, die Klappe zu halten und bei den Klausuren zu punkten, denn da kann ich gut sein, ohne dass es jemand mitbekommt. Nach den Zensuren fragt mich keiner, weil niemand mit mir reden will. Nicht einmal meine Sitznachbarin, die in jeder Stunde so weit wie möglich von mir wegrutscht, so, als hätte ich eine schlimme ansteckende Krankheit. Mir ist das die meiste Zeit egal. Ich hab mich auch daran gewöhnt, dass mich im Bus niemand neben sich sitzen lässt. Es sind acht Stunden im Tag, durch die ich durchmuss. Mein Vater sagt, es macht eben nicht alles Spaß, und, na ja, Spaß kann ich ja zu Hause haben, wo ich mich wahlweise mit den Tieren im Stall oder mit meinen Büchern beschäftigen und in fremde Welten eintauchen kann.

Ein knappes Jahr später stehe ich in der viel zu kleinen Umkleidekabine des einzigen Kaufhauses der Stadt und probiere Klamotten an, die ich mir mit meinem kleinen Taschengeld niemals leisten könnte. Mittlerweile sind meine Brüste gewachsen. Ich bewundere meine Figur im Spiegel, die in der engen Kleidung besonders gut zur Geltung kommt. Ich bin immer noch sehr dünn, doch ganz langsam kann man in dem Kind, das mich aus dem Spiegel anschaut, eine Frau erahnen. Mein Blick wandert vom Spiegel auf das Preisschild und wieder zurück. Ohne zu zögern, packe ich die neue Kleidung in meinen Rucksack, ziehe meine Jacke über und verlasse den Laden wie ein ganz normaler Kunde.

Im Klauen war ich damals Vollprofi. Alles begann ganz harmlos mit Kosmetik. Ein wenig Schminke, um die fiese Akne im Gesicht zu überdecken. Hier und da ein paar Zeitschriften, die Frauen zeigten, die so waren, wie ich sein wollte, von denen meine Eltern aber immer sagten, sie seien dumm und hätten nichts im Kopf. Und jetzt eben auch Kleidung.

Es fing damit an, dass ich meiner Mutter eines Tages ein Kleidungsstück entwendet hab, das ich als aufreizend empfand. Als ich in der Schule den dicken, selbst gestrickten Wollpulli abstreifte und das Oberteil zum Vorschein kam, merkte ich zum ersten Mal, wie gut es sich anfühlt, wenn man bewundert statt verachtet wird. Von da an zog ich meine Nummer durch.

Die geklauten Klamotten verstecke ich bei meiner Oma, denn die fragt eh nicht nach, wo ich sie herhab. Die 40 Minuten, die ich vor Schulbeginn noch Zeit hab, nutze ich intensiv zum Schminken. Bevor ich nach Hause fahre, wasche ich alles auf dem Schulklo wieder ab und tausche die neue Kleidung gegen alte, damit meine Eltern bloß keinen Verdacht schöpfen. An die Strafe, die ich dafür bekommen würde, will ich lieber gar nicht denken – wobei sie eigentlich nicht so schlimm sein könnte, wie es das Mobbing in der Schule ist.

Seit ich mein Äußeres so radikal verändert hab, habe ich endlich Freunde hier. Nicht nur das: Ich gehöre zu einer der beliebtesten Cliquen in der Stadt, und das ist schon ein sehr gutes Gefühl. Die Jungs laufen uns förmlich hinterher, und die Mädchen beneiden uns um den Erfolg. Dass unsere schulischen Leistungen nicht dem entsprechen, was von uns erwartet wird, spielt keine Rolle.

Natürlich werden wir gehasst für das, was wir verkörpern, was wir versuchen zu sein. Es ist jedoch ein anderer Hass als der, den ich vor einem Jahr noch täglich zu spüren bekam. Damals haben die anderen Kinder mich verachtet und gemieden. Heute ist es bloß der Neid, der aus ihnen spricht. Der Neid darauf, dass wir cool sind und sie nicht. Insgeheim kämpfen sie um unsere Beachtung, indem sie uns bewusst verachten. Wir machen uns da Späße draus.

In der Schule geht es nur darum dazuzugehören. Also, zu irgendeiner Clique zu gehören. Neben uns, den coolen, selbstbewussten Mädchen, die für ihr hübsches Aussehen geliebt und für ihre rotzige Art verachtet werden, gibt es natürlich viele andere Cliquen, und jede kämpft für sich um Anerkennung auf dem Schulhof. Da gibt es zum Beispiel die Nerds, die sich bewusst abgrenzen, indem sie ihre Pausen nicht draußen, sondern im Computerraum verbringen. Auf dem Schulhof sind sie Loser, doch in den Chats und Foren, in denen sie ihre Freizeit verbringen, feiert man sie als Helden. Sie tun so, als würde sie das ganze Gruppendenken nicht interessieren, legen viel Wert auf Individualität und behaupten, sie würden sich nichts aus Kleidung machen. Dabei sehen sie alle gleich aus, und allein an ihren Shirts lässt sich erkennen, dass sie zu den Nerds gehören und sich bewusst dafür entschciden, so auszusehen, wie sie aussehen. Genauso verhält es sich auch mit den Hippies. Das sind die, die jegliche Art von Konsum (außer den von Weed) ablehnen und grundsätzlich barfuß zum Unterricht kommen, auch wenn die Schulordnung das eigentlich verbietet. Sie halten sich für besonders friedfertig, dabei rebellieren sie mit ihren Drogen, ihren Dreadlocks und dem Verzicht auf Schuhe genauso gegen das System wie wir. Auch die Hippies erkennt man schon von Weitem an ihrem Aussehen, obwohl sie sich angeblich gar nichts daraus machen. Des Weiteren gibt es die Punks, die im Unterricht vor allem durch ihre Fehlstunden und den penetranten Biergeruch auffallen, die Leute aus der Big Band, die man daran erkennt, dass sie ihr Instrument immer bei sich haben und wie eine Reliquie präsentieren, die Streber, die man an ihren Pullundern erkennt und daran, dass sie eigentlich permanent über ihren Büchern hängen und mit niemandem reden, aus Angst, man könne ihnen ja ihr Wissen und damit auch die guten Noten klauen, die Metalheads, die sich mit Bands, die keiner kennt, profilieren und in ihrer Freizeit in fünf bis acht verschiedenen selbst gegründeten Bands »musizieren«, und die Skater, also die Jungs, die immer ein Skateboard unter dem Arm tragen, es aber nur selten wirklich benutzen. Vermutlich, weil sie gar nicht fahren können, sondern das Board lediglich aussagt, zu welcher Gruppierung sie laut eigener Definition gehören. Jede Clique hält sich auf ihre eigene Art und Weise für etwas ganz Besonderes, legt Wert auf Individualität und grenzt sich ganz bewusst von anderen ab. Um dazuzugehören und den Rückhalt einer Gruppe zu erfahren, muss man in eine von ihnen aufgenommen werden und sich ihren Vorstellungen und Werten anpassen. Wer das nicht tut, bleibt allein – und das ist wohl das Schlimmste, was dir in der Schule passieren kann. Viel schlimmer noch, als in sämtlichen Fächern auf einer 5 oder 6 zu stehen.

Auch in der Freizeit bleiben diese Cliquen bestehen, und das ist für mich ein völlig neues Gefühl. Statt mich nach der Schule in den Stall zu verziehen und mit den Bauernkindern aus der Nachbarschaft abzuhängen, verbringe ich meine Nachmittage mit der neuen Clique in der Kleinstadt. Meistens hängen wir mit den Skaterjungs am Schwimmbad rum, und während die coolen Typen in den Baggy Pants Stunts auf ihren Brettern wagen, sitzen wir Mädchen daneben und unterhalten uns darüber, mit welchem von ihnen wir besonders gerne knutschen würden. Manchmal brechen wir ins Schwimmbad ein und gehen in Klamotten baden. Dass das auf Jungs besonders sexy wirkt, wissen wir aus Filmen, die wir gesehen haben. Auch Rauchen hat eine Anziehungskraft, und so sitzen wir oft da und paffen, teilen uns eklig schmeckende Zigaretten und hinterlassen an den Filtern eine Spur von viel zu viel pinkfarbenem Lipgloss. Unsere Hausaufgaben machen wir nie, und die Zigarettenpäckchen, die wir mit einigen Tricks aus den Automaten ziehen, damit wir nicht dafür bezahlen müssen, verstecken wir zusammen mit unseren schlechten Noten in den Innenfächern unserer geklauten Pimkie-Taschen.

Die Wochenenden verbringen wir in einer der wenigen Kneipen in der Umgebung. Hier fragt uns niemand nach dem Alter, und wir saufen, bis wir kotzen. Unsere Eltern bekommen von alldem gar nichts mit. Wir haben ein System entwickelt, mit dem wir uns vor Nachfragen und zu viel Aufsicht schützen können. Zu Hause sind wir die guten Mädchen, wohlerzogen, immer freundlich. Wir zeigen nur die guten Noten und erfinden Lügen darüber, wo und mit wem wir unsere Tage und Nächte verbringen. Niemand würde auf die Idee kommen, die Eltern der anderen anzurufen und nachzufragen, ob wir uns wirklich dort befinden. Ich glaube, unsere Eltern haben Angst davor, genau das zu erfahren – also dass wir eben nicht die guten Mädchen sind, die wir vorgeben zu sein. Dann würde man über unsere Eltern reden und sagen, dass sie schlechte Eltern seien und ihre Kinder nicht unter Kontrolle hätten. Bevor sie dieses Risiko eingehen, verlassen sie sich doch lieber auf das, was wir ihnen erzählen. Unser Verhalten fiele immer auf unsere Eltern zurück, wobei die eigentlich überhaupt nichts dafür können, dass wir so sind, wie wir sind. Wir sind eine Generation, die längst nicht mehr zu Hause erzogen wird, sondern vom Schulhof und von den Leuten, die uns umgeben – obwohl wir auf gewisse Art und Weise Respekt vor unseren Eltern haben, geben wir ihnen kein Mitspracherecht. Vielleicht, weil sie kein Verständnis für die Probleme haben, die unsere jungen Leben dominieren. Sie sind längst keine Ansprechpartner mehr für uns, und unsere Cliquen sind viel mehr Familie als das, was wir zu Hause haben.

Einmal im Monat fahren wir in die nächste Großstadt zum Feiern. Die Fahrten dorthin verbringen wir auf der Zugtoilette, weil wir kein Geld haben für die Fahrkarten. Mit tiefen Blicken und noch tieferen Ausschnitten flirten wir uns ohne Geld und mit gefälschten Ausweisen am Türsteher vorbei und in die Clubs. Unser Aussehen finanziert uns die Getränke, und wenn wir am nächsten Morgen aus der Disco torkeln, lachen wir über die Jungs, die so dumm waren, uns all den Alkohol zu zahlen, obwohl wir nicht mit ihnen schlafen wollten. Obwohl wir alle noch nie Sex hatten, sind wir sehr sexualisiert. Alles, was wir darüber wissen, haben wir aus Zeitschriften gelernt, und wir nutzen dieses Wissen aus, um zu bekommen, was wir wollen. Es zieht ja nicht nur in den Clubs. Auch in der Schule hat uns so mancher tiefe Ausschnitt von einer 5 auf eine 4– gerettet.

Alles, was meine Eltern mir beibringen wollten, nämlich dass es nicht auf das Aussehen ankommt und dass es nicht ausreicht, einfach cool zu sein, um es im Leben zu etwas zu bringen, hat sich als falsch erwiesen. Seit ich schönere Klamotten trage und meine Pickel unter einer dicken Schicht aus Make-up verstecke, saufen kann wie ein Loch, Jungs und Lehrer um den Finger wickle und echte Freundinnen habe, mit denen ich über Probleme reden kann, seit ich einfach irgendwo dazugehöre und so etwas wie echte Anerkennung erfahre, die sich nicht nur um gute Noten oder Erfolg im Sport und in der Musik dreht, sondern um mich als Person, hat sich mein Leben echt verbessert. Erst jetzt, wo ich all das habe, wird mir bewusst, wie unglücklich ich vorher war, und die Schuld dafür liegt allein bei meinen Eltern, weil sie mich nicht das sein ließen, was ich insgeheim immer sein wollte: ein Mädchen, das dazugehört und für das, was es tut, bewundert wird – und das sind eben Dinge, die man mit guten Noten, fieser Kleidung und Außenseitertum nicht erreichen kann.

Knapp elf Jahre später sitze ich im Behandlungszimmer meiner Therapeutin, erzähle ihr diese Geschichte und frage sie, warum es mir so scheiße geht, warum es mir *immer* scheiße ging, obwohl mein Leben, von außen betrachtet, ganz gut aussieht. »Ich bin doch nicht das, was man depressiv nennt«, sage ich trotzig. Nur der Tritt auf den Boden, den Kinder machen, wenn sie sich ungerecht behandelt fühlen, fehlt. »Depressionen machen vor niemandem halt«, sagt sie und lehnt sich zurück, und ich glaube, in dem Moment wird mir klar, dass es zu einem schönen Leben mehr braucht als ein gutes Umfeld, einen Job, der Spaß macht, und ein paar Lippenstifte. »Wenn Sie gesund werden wollen, müssen Sie an Ihrem Inneren arbeiten«, fährt sie fort, »und dabei werde ich Ihnen helfen.«

20
FREUNDSCHAFTEN

Manchmal stelle ich mir die Frage, ob meine Freundschaften so schwierig sind, weil ich depressiv bin oder weil sich viele davon nicht nur im »Real Life«, sondern auch im World Wide Web abspielen.

Ich kenne meine beste Freundin Lotte seit mehr als zwanzig Jahren, das ist echt 'ne verdammt lange Zeit für jemanden, der gerade einmal Mitte 20 ist. Wir sind zusammen in den Kindergarten gegangen, und ich hab sie damals echt gehasst, weil sie während der Bandenkriege, die wir dort führten, immer meine Förmchen aus dem Sandkasten stahl – die, mit denen man die Burgen baut. In der Grundschule waren wir in Parallelklassen, und auch da fand ich sie doof, weil sie immer besser war als ich, viel hübscher, viel intelligenter. Erst in der Mittelstufe haben Lotte und ich uns angefreundet, damals am Gymnasium, wo die Sitzordnung nach den Nachnamen der Schüler erfolgte, denn dort saß sie dann neben mir, und ich weiß noch, dass sie immer nur ein Buch dabeihatte, und dieses Buch war ein Atlas, den ich irgendwann geklaut und als Erinnerung behalten hab. Ich musste meine Bücher also immer mit ihr teilen, und irgendwann fingen wir an, auch unsere Pausenbrote und Gedanken miteinander zu teilen. Von da an gab es uns nur noch zusammen. Unsere Namen verschmolzen zu einem, und einmal, als man uns wie so oft auseinandersetzen wollte und sogar eine Distanz festlegte, die wir während des Unterrichts einhalten sollten, haben wir Klebeband aus dem Kunstsaal geklaut und unsere Tische damit aneinandergeklebt. Natürlich kam sofort der Lehrer, schnitt das sorgsam gewickelte Klebeband durch und schob meinen Tisch in die erste Reihe, während sie ganz hinten sitzen blieb – doch uns wirklich zu trennen, das schaffte keiner. Statt uns unsere Burgen gegenseitig zu zertrampeln, haben wir gemeinsam eine gebaut, aus den Förmchen, die Lotte schon im Kindergarten stahl – diese Burg, die steht bis heut und hält auch allen Kriegen stand.

Wir sitzen unter einem Pavillon, zeichnen mit den Lippen rote Linien auf Weingläser, und während neben uns der Regen auf den Boden prasselt, sind wir in unserer ganz eigenen Welt, in der sich hysterisches Lachen und Heulkrämpfe im Sekundentakt abwechseln. Sie stellt immer die richtigen Fragen. Und wenn sie keine Fragen hat und ich keine Antworten, dann trägt sie mir Gedichte vor, obwohl sie überhaupt nicht dichten kann. Das sind dann Gedichte über Popel, die sie sich aus der Nase zieht und anderen Mädchen in die Haare schmiert, weil sie nämlich ein Miststück ist, genau wie ich, wobei sie mir natürlich niemals ihren Rotz in die Haare schmieren würde, zumindest nicht, ohne mich vorher zu fragen. Sie weiß genau, wann sie mir erzählen darf, wie das Sperma ihres aktuellen Liebhabers schmeckt

und wann ich lieber Goethe vorgelesen bekommen oder ein-
fach schweigen möchte. Ich glaube, dass wir im Doppelpack
nicht sonderlich beliebt sind, weil wir dann Problemmäd-
chen par excellence sind. Ihr wisst schon, die, die immer viel
zu laut sind und viel zu kurze Röcke tragen und viel zu viel
Bier trinken und sich nicht schämen, wenn sie nachts ihre
Muschis an roten Ampeln reiben und so tun, als wären es
Pole-Dance-Stangen, weil irgendwo gerade ein sexistischer
Song aus den Lautsprechern dringt. Wenn wir unter uns
sind, dann verschwinden diese Problemmädchen, ich weiß
nicht, wie, und wir sitzen in der Küche und halten Händ-
chen und trinken Tee, und manchmal küssen wir uns sogar,
wenn irgendetwas besonders traurig oder schön ist, und
dann ist alles irgendwie gut, weil ich weiß, dass ich nicht der
einzige Mensch bin, der so ein abgefucktes Leben führt. Wir
sitzen unter einem Pavillon, zeichnen mit den Lippen rote
Linien auf Weingläser, und während neben uns der Regen
auf den Boden prasselt, sind wir in unserer ganz eigenen
Welt, in der nur wir beide existieren – und vielleicht ein paar
Probleme.

Viele glauben, wir hätten uns auseinandergelebt – doch
wir sind nur räumlich getrennt. Unsere Namen sind
noch immer ein Wort, auch wenn man uns nicht oft
zusammen sieht. Es kommt schon vor, dass wir ein halbes Jahr nicht sprechen und uns ein ganzes Jahr nicht
sehen – doch nicht, weil wir uns auseinandergelebt haben, sondern weil uns das Leben der anderen so wichtig
ist, dass wir uns im richtigen Moment immer loslassen
und uns ganz bewusst für das Auseinanderleben entscheiden, damit die andere ihren Weg gehen kann. In
Wirklichkeit leben wir uns nie auseinander. Wir stehen
immer am Wegesrand der anderen, lassen sie machen,
beobachtend – und wann immer eine von uns vom Weg

abkommt oder lieber ein Stück gemeinsam gehen will, sind wir füreinander da. Dadurch, dass wir nicht alles teilen, teilen wir die ganze Welt.

Mit meinem besten Freund Andi ist das genauso. Wir kennen uns ein Leben lang und haben echt viel Mist gebaut. Wir sind zusammen groß geworden, haben Skateboards zerlegt, unsere Heimat verflucht. Ich ging dann weg zum Studium, aber wenn mich jemand fragt, was uns beide heute noch verbindet, erzähle ich immer die gleiche Geschichte.

Mein bester Freund Andi ist gerade 16 geworden und düst mit seinem Roller durch das Dorf. Rollerfahren, das haben mir meine Eltern nie erlaubt – doch wir wären ja nicht wir, wenn wir nicht trotzdem ein paar Runden drehen würden. Ich steige also auf, und Andi erklärt mir, wo man Gas gibt. Einen Helm trage ich nicht, das macht niemand im Dorf. Ein letzter Blick in den Spiegel, nicht um den Verkehr zu kontrollieren, sondern die Pose, und dann gebe ich Gas. Ich fahre ein Stück, und es macht echt Spaß, also geb ich mehr Gas. Das Ding kann doch was, es ist ja auch getuned, jeder hier im Dorf tuned sein Gefährt, hier prüft es sowieso keiner nach. Die Fahrt endet für mich an einer Wand. Ich hab vergessen, wie man bremst. Der Spiegel ist verbogen, und ich blicke hinein, sehe zuerst mich, dann meinen besten Freund an – und dann müssen wir beide plötzlich so doll lachen, dass wir heulen, weil das echt so typisch für mich ist, nicht zu wissen, wo die Bremse ist.

Es ist die Metapher meines Lebens, denn ich weiß nie, wo die Bremse ist – weder beim Roller, noch sonst. Andi war mir nie böse. Weder wegen des Rollers, noch weil ich mein Leben immer wieder an die Wand fahre, und das am besten immer dann, wenn er nicht guckt. Wir haben echt viel Mist gemacht und tun es heute immer noch.

Wir sehen uns mittlerweile nur noch selten, doch wenn wir es schaffen, ist es so, als wären wir nie getrennt gewesen – so, als wären wir noch immer die uncoolen Teenager vom Land, die nach wie vor um die Anerkennung ihrer Eltern, der Lehrer und der Dorfgemeinde kämpfen, vor allem aber um die Anerkennung von sich selbst.

Ich glaube, dass die Freundschaften mit meinen beiden besten Freunden für immer halten werden. Egal, wie viele Gemeinsamkeiten auf dem Weg ins Erwachsenwerden verloren gingen, wir teilen unsere Geschichte, und das bleibt für immer so.

»Für immer« ist schon eine krasse Aussage. Ich glaube, es waren ausgerechnet die Böhsen Onkelz, die davon sangen, dass nichts für die Ewigkeit ist, aber diese Freundschaften sind es. Wir mussten uns nie ein »für immer« versprechen, denn es war ohne Worte klar.

»Für immer« gibt es im Netz nicht. Noch weniger als in der echten Welt. Das Internet ist zu schnelllebig dafür. Jeden Tag andere Nachrichten, ein anderer Hashtag, eine andere Freundschaft. Es ist nicht wie auf dem Dorf, wo die Neuigkeiten jeden Tag die gleichen sind, nämlich dass der Hund von Müllers mal wieder vor die falsche Tür geschissen hat und Herr Weber immer auffallend spät nach Hause kommt. Bestimmt betrügt er seine Frau, und wenn es einen Hashtag dazu gäbe, dann wär das #Dorftratsch, nur dass sich die Inhalte nie ändern würden. Auch die Freundschaften bleiben immer gleich, wobei die meisten davon eigentlich Feindschaften sind, weil man sich gegenseitig hier nichts gönnt. Freindschaften nennt man das, glaube ich. Ein beschissenes Wort für eine noch beschissenere Sache.

Twitter ist der perfekte Ort, um sich in 140 Zeichen einfach mal schnell auszukotzen. Über die Schule. Den Job. Die Mitbewohner. Und die Freunde. Wohl wissend, dass dort jeder lesen kann, was man so schreibt. Man klärt Probleme einfach nicht mehr direkt, von Angesicht zu Angesicht, sondern haut sie in kurzen Sätzen in das Netz. Sie erreichen schon die Richtigen. Und noch Tausende andere.

Ich hab schon viele Freundschaften erlebt, die im Internet entstanden sind. Und auch daran wieder zerbrochen. Weil hier jeder nachvollziehen kann, wann du mit wem unterwegs bist – zumindest, wenn man so aktiv auf Facebook, Instagram und Twitter ist wie ich. Zeigst du dich einmal mit der falschen Person, bist du ganz schnell unten durch bei den Personen, die sich deine Freunde nennen. Obwohl der Online-Bekanntenkreis viel größer ist als der, den man offline erlebt, wird hier von dir erwartet, dass du dich an deine Clique hältst – also diese eine Handvoll Personen, mit denen du auch im »Real Life« befreundet bist. Diese Cliquen erweitern sich ständig, schrumpfen aber mindestens genauso schnell wieder zusammen, und am Ende hasst dann jeder jeden und hat auch kein Problem, das öffentlich zu sagen. Gerade wenn man im Netz jemanden hasst und an den Pranger stellt, entstehen sehr schnell neue Sympathien und Freundschaften, denn nichts verbindet so sehr wie ein gemeinsamer Feind. Auch diese Freundschaften zerbrechen dann wieder genauso schnell wie die alten.

Um dem vorzubeugen, geht man sogenannte Freindschaften ein. Eigentlich kann man die Person, die sich da hinter dem Account am Rechner befindet, nicht leiden, doch sie hat eine gewisse Relevanz im Netz, also stellt man sich mit ihr gut, um nicht selbst irgendwann am Pranger zu stehen. Man tratscht online nämlich mindestens genauso gern wie auf dem Dorf, nur dass es nicht hinter vorgehaltener Hand passiert, sondern im Rahmen dieser Halböffentlichkeit, in der man sich im Netz bewegt. Bei den Freindschaften ist es so: Man folgt sich gegenseitig auf Twitter, einfach, um den anderen im Auge zu behalten. Man schickt ihm freundliche Replies,[8] nur um im Anschluss eine fiese Nonmention über ihn zu schreiben, von der man dann abstreitet, dass sie auf ihn bezogen war. Das ist nämlich der Vorteil von Nonmentions:[9] Man kann immer behaupten, dass sie sich nicht auf den beziehen, der sie auf sich bezogen hat. Das Gegenüber weiß jedoch genau, dass es gemeint ist, und zieht persönliche Konsequenzen daraus. So zettelt man Streits an, ohne direkt Streit anzuzetteln.

Vier Wochen vor meinem 26. Geburtstag. Kristof und ich schreiben eine Liste der Menschen, die wir zu unserer großen Geburtstags- und Einweihungsfeier einladen wollen.

»Also wenn wir Matze einladen, kommt Karo nicht, weil er sie auf Twitter geblockt hat«, sage ich und sehe meinen Mitbewohner ratlos an.

»Warum hat er Karo geblockt?«, fragt er. »Die waren doch voll gut befreundet.«

»Ja, aber dann hat er einen Tweet gefavt, den sie als rassistisch empfand, und sie hat dann eine Nonmention über

---

8 Öffentliche Antwort an einen oder mehrere User, beginnend mit @*Nickname.*
9 Tweet, der an eine bestimmte Person oder eine Gruppe von Personen gerichtet ist, ohne dabei Namen zu nennen.

beziehungsweise an Matze geschrieben, und dann hat er sie geblockt.«

»Dann fallen aber auch diese drei hier raus«, sagt mein Mitbewohner, »weil die ja zu seiner Clique gehören, oder?«

»Ja, keine Ahnung«, entgegne ich, »ich mag halt beide echt voll gern, aber wir müssen uns für eine Partei entscheiden.«

»Wenn Karo aber dann twittert, dass sie eingeladen ist, und Matze das liest, haben wir ein Problem, weil wir sie eingeladen haben und ihn nicht«, grübelt Kristof laut vor sich hin.

»Wieso laden wir nicht beide ein und schauen dann einfach, wer kommt?«

»Weil dann keiner kommt«, sage ich, »und wir uns rechtfertigen müssen, warum wir beide eingeladen haben, obwohl wir mitbekommen haben, dass da Tweef herrscht.«

Beim Wort »Tweef« muss mein Mitbewohner lachen. So nennt man es, wenn zwei Menschen Streit auf Twitter haben, und auch ich muss grinsen, weil es so absurd ist, dass es dafür sogar ein eigenes Wort gibt.

»Und wenn wir einfach keinen von beiden einladen?«, fragt er.

»Ist auch scheiße, dann kriegen wir nämlich gehässige Nonmentions ab, und darauf kann ich an meinem Geburtstag echt verzichten. Ich hasse meinen Geburtstag eh schon genug. Ich glaub, ich sag die Party einfach ab und mach was mit den Offline-Mädchen. So laufe ich auch nicht Gefahr, irgendjemandem auf die Füße zu treten, weil niemand darüber twittern kann.«

»Du willst die Party wegen so was jetzt echt absagen?«

»Keine Ahnung. Jedenfalls hab ich gerade keine Lust, mich damit auseinanderzusetzen, wer wen gerade aus welchen Gründen hasst. Lass uns mit den Einladungen einfach noch drei Wochen warten. Bis dahin haben sich eh schon längst

wieder neue Cliquen in der Twitterwelt gebildet, und wir
müssen neu überlegen, wen wir einladen können und wen
nicht.«

Willkommen im Internet – dem größten Kindergarten
dieser Welt.

Viele meiner Freundschaften sind kurz, aber intensiv. Sie
lassen sich in drei Kategorien einteilen: die Freunde, mit
denen ich mich gerne zum nachmittäglichen Kaffee-
päuschen treffe, die Freunde, mit denen ich gerne feiern
gehe, und die, mit denen ich beides kann. Die letzte Kategorie würde ich als gute, wenn auch nicht als beste
Freunde bezeichnen. Das bleibt den beiden Menschen
vorbehalten, die ich schon mein Leben lang kenne.
Das Problem mit diesen Kategorisierungen ist, dass
nicht alle Freunde alles von dir mitbekommen. Ich finde
allerdings, dass man auch nicht jedem alles erzählen
muss. Ich bin ein Mensch, der immer gut abwägt, wem
er was erzählt und wem gegenüber er gewisse Dinge nicht
erwähnt, teils aus Selbstschutz, teils weil es nicht wichtig
genug ist oder weil ich mein Gegenüber nicht belasten
will. Manchmal vergesse ich allerdings auch, wem ich
was erzählt hab und wem nicht. Meist weiß das Internet
mehr als die Menschen, mit denen ich nur im echten
Leben rede. Wahrscheinlich, weil es leichter ist, Infos
dort zu teilen, als mit jedem Menschen einzeln zu sprechen. Manchmal will man seine Neuigkeiten ja auch
einfach nur schnell loswerden, nicht aber jedem ausführlich davon erzählen. Echte, langlebige Freundschaften macht das natürlich schwierig, weil jeder immer bis
ins kleinste Detail über das Leben des anderen Bescheid
wissen will, für mich manche Dinge aber bereits mit
einem Nebensatz in einer SMS abgehakt sind und ich

dann einfach nicht das Bedürfnis habe, noch einmal ausführlich darüber zu sprechen.

»Wie läuft's mit deinem Freund? Alles gut bei euch?«
»Wir sind schon seit drei Monaten oder so nicht mehr zusammen.«
»Das hast du mir gar nicht erzählt!«
»Hab ich nicht? Ja, keine Ahnung, lief nicht gut.«
»Aber ihr wart doch so glücklich, dachte ich.«
»Ja, ist aber vorbei.«
»Wie kam's dazu?«
»Ich hab jetzt keine Lust, das noch mal zu erzählen. Es liegt schon viel zu lang zurück.«
»Ich find's irgendwie scheiße, dass ich so wenig von dir mitbekomme.«
»Du kannst doch all meine Aktivitäten auf Facebook verfolgen.«
»Ich will's aber von dir hören und nicht bloß aus dem Internet.«
»Entschuldige, dass ich grad einfach nicht die Zeit und Muße habe, das all meinen Kontakten persönlich bei einer Tasse Kaffee zu erzählen.«

Freundschaften und Depression zu vereinen ist verdammt schwierig. Ich hab eben diese Phasen, in denen ich nur mit einem einzigen Menschen reden will, und der muss mir noch nicht mal so besonders nahestehen. Es geht um den Austausch an sich, nicht zwangsläufig um den Menschen, mit dem man sich austauscht. Generell versuche ich, die vielen kleinen Probleme, die sich mir im Alltag stellen, auf so viele Menschen wie möglich zu verteilen. Ich werde schnell direkt, erzähle persönliche Details, doch wahre immer auch ein Stück Distanz, indem ich eben nicht alles von mir preisgebe. Ich kann so viel schneller zu dem Punkt kommen, auf den ich hinauswill, ohne erst das große Ganze auf den Tisch zu legen. Es ist ja meist auch nicht so essenziell. Ich meine, wir alle haben unser Päckchen zu tragen, und wenn ich mein ganzes persönliches Leiden mit nur einer Person ausbaden würde, hätte ich irgendwann keine Freunde mehr. Für das große Ganze ist meine Therapeutin zuständig – nur ersetzt die halt keine Freundschaft. Genauso, wie eine Freundschaft keine Therapie ersetzt. In manchen Fällen ist auch das Internet mein Freund. Ein Stück weit meine Therapie beziehungsweise die Hilfe zur Selbsthilfe – auch wenn es natürlich einen Praxisbesuch nicht ersetzt.

Das Internet und ich, wir kennen uns auch mein halbes Leben lang, und es war immer für mich da, wenn ich es brauchte. Ganz egal, ob ich auf der Suche nach jemandem zum Reden, einem Ratschlag oder einem Mittel gegen Langeweile war. Manch einer sagt, das Internet mache einsam. Für mich ist es das Tor zu Welt. Und wenn die Menschen hinter den Bildschirmen verschwinden oder Freundschaften zu Feindschaften werden, gibt es doch immer etwas, auf das man sich verlassen kann.

Und meine beiden besten Freunde, zu denen ich jederzeit zurückkehren kann und vor denen ich mich nicht rechtfertigen muss, wenn ich mich mal vierzehn Tage oder auch ein Jahr nicht gemeldet hab. Es sind die beiden Menschen, mit denen ich auch schweigen kann. Und das fühlt sich mindestens genauso gut an wie die intensiven Gespräche mit den kurzfristigen Freunden.

21
ZURÜCK AUF DEM LAND

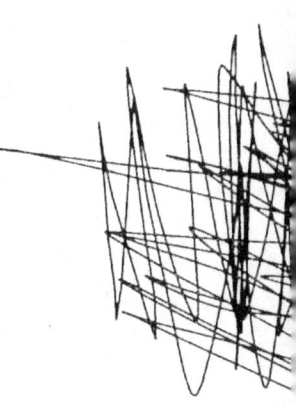

eiligabend. Ich sitze im Zug zu meiner Familie. Die Tickets hab ich erst heute Morgen gekauft, ursprünglich wollte ich gar nicht nach Hause fahren. Im ICE checke ich das erste Mal seit ein paar Tagen Twitter. In meiner Wohnung hab ich gerade kein Internet, und ehrlich gesagt, ist das auch gut so. Die Sache mit den Tweets über meine Depression ist jetzt schon über einen Monat her, und trotzdem hängt mir die Sache noch nach. Der Zuspruch wird immer weniger, die Anfeindungen dafür mehr und mehr. Auch aus den eigenen Reihen kommen sie, also von Menschen, die selbst auch depressiv sind und eigentlich wissen sollten, dass das, was sie gerade tun, mehr als uncool ist. Anfeindungen im Netz sind ja sowieso schon uncool, doch ein Mädchen zu bombardieren, das eigentlich nur darum kämpfen will, dass diese Krankheit endlich ernst genommen wird, ist vermutlich noch uncooler als Depressionen selbst.

Die Vorwürfe sind eigentlich immer gleich: Ich würde

mich mit fremden Federn schmücken, weil ich den Hashtag nicht erfunden hab, Geld aus meinem plötzlichen »Ruhm« machen wollen, indem ich durch Talkshows tingele, und den Ruf der Depressiven durch den Dreck ziehen, weil ich nicht nur über meine Krankheit schreibe, sondern auch über Schminke, Sex und Selbstverliebtheit. Wie es in mir wirklich aussieht, fragt mittlerweile keiner mehr. Alle stürzen sich auf das, was sie zu sehen glauben, und das ist eine selbstbewusste junge Frau, die gerne Designerkleidung trägt und sich die Augenbrauen zu doll schminkt.

Ich muss echt rüberkommen wie das übelste Marketinginstrument, geht es mir durch den Kopf – und irgendwie kann ich auch verstehen, dass die Mehrheit der Leute denkt, dass es ein kluger Schachzug von mir war, mich zu »outen«. Jetzt hab ich die Reichweite, die sich bei Twitter jeder wünscht. Fast 3000 neue Follower in nur zwei Tagen – das schaffen sonst nur diese Schminkmädchen von YouTube. Ich klappe den Rechner wieder zu und versuche, nicht an das zu denken, was dort über mich geschrieben wird. Ich hab mich dem Internet geöffnet, auch wenn es nicht das erste Mal war – und jetzt muss ich die Konsequenzen dafür tragen. Fünfzehn Minuten virtueller Ruhm stehen eineinhalb Monate Anfeindungen auf sämtlichen Plattformen gegenüber – und Geld, von dem ich wenigstens den Personen, die immer hinter mir standen, ein kleines Weihnachtsgeschenk machen könnte, kam bei den Interviews ja auch keines herum. Dass meine Tweets und der dadurch entstandene Hashtag vielleicht doch dem ein oder anderen Menschen geholfen haben, sich selbst und seine Krankheit besser zu verstehen oder auch einfach nur in Worte zu fassen, was man fühlt, wo einem sonst ja niemand außer dem Therapeuten zuhört, ist ob der negativen Reaktionen und meiner eigenen Depression längst in den Hintergrund geraten.

Obwohl ich mich auf zu Hause freuen sollte, weil dort neben meiner besten Freundin auch ein paar andere Menschen auf mich warten, die ich wirklich gerne sehen will, hab ich die ganze Zeit über ein ungutes Gefühl. *Na ja, immerhin hast du überhaupt so was wie ein Gefühl,* versuche ich die negativen Gedanken abzutun und verfluche leise die Deutsche Bahn für die Abschaffung ihrer Raucherabteile.

Am Bahnhof werde ich von meiner Mutter und ihrem Mann empfangen. Sie freuen sich sichtlich, mich zu sehen, wirken aber so, als wären sie sich nicht sicher, ob es mir wirklich gut geht – obwohl ich wirklich Hunderte Male versichert habe, dass alles okay ist und dass ich die Fahrt nach Hause und zurück allein schaffe. Was folgt, ist das übliche Prozedere: Lächeln und Rauchen.

Den Rest der Strecke zu dem Haus, in dem meine Mutter mittlerweile mit ihrem neuen Mann lebt, fahren wir mit dem Auto. Im Radio läuft ein Song, dessen Musikvideo im Sommer direkt vor meiner Haustür gedreht wurde. Ich schaue aus dem Fenster in das triste Grau, das uns umgibt, und jetzt kommen mir doch die Tränen. Ich vermisse meine Mitbewohner und frage mich, was sie wohl gerade machen. Sie fahren über Weihnachten nicht zu ihren Eltern, aus den gleichen Gründen, aus denen ich das im Normalfall auch nicht tue. Meine Mutter und ihr Mann reden über belanglose Dinge wie das Wetter und was es zum Abendessen gibt. Ich wische die Tränen schnell weg, bevor sie mitbekommen, dass ich weine, schreibe eine Nachricht an die Mitbewohner in Berlin und erkundige mich zum zehnten Mal, seit ich vor fünf Stunden das Haus verlassen hab, ob es meiner

Katze, die in Wirklichkeit ein Kater ist, von mir aber immer »Katze« genannt wird, wirklich gut geht und ob sie genug zu fressen hat. Dass das schwarze Ungeheuer es gut hat ist mir wichtiger als mein eigenes Wohlergehen, und ihn allein zurücklassen zu müssen, ist für mich immer das Schwerste, wenn ich auf Reisen gehe. Dafür ist das Zurückkommen dann umso schöner, denn meist wartet der Kater bereits an der Tür, weil er mich schon von Weitem hört.

Nach Hause kommen ist für mich so viel schwerer, seit die Katze, die ich bei meinen Eltern zurücklassen musste, vor einem knappen Jahr gestorben ist. Es ist schon irgendwie absurd, dass ausgerechnet so ein fettes, verfressenes Fellknäuel mich glücklicher gemacht hat als das Wiedersehen mit meiner Familie. Zu wissen, dass der übergewichtige Tiger nicht da sein wird, um mich zu begrüßen, wenn ich gleich aus dem Auto steige, stimmt mich traurig, und sofort erwische ich mich beim Gedanken, wie das eigentlich werden soll, wenn meine Katze in Berlin irgendwann mal stirbt. Ich weiß nicht genau, wie alt sie ist, denn ich hab sie von jemandem übernommen, der sie nicht mehr wollte und das genaue Alter nicht sagen konnte, doch nach Schätzungen ist Kotti bereits elf, und das ist für eine Katze schon recht alt. Plötzlich bekomm ich Panik, weil die Mitbewohner noch nicht geantwortet haben, ob es dem Kleinen wirklich gut geht, was ist denn, wenn er jetzt vor Sehnsucht stirbt oder auf die Straße läuft, weil er dort nach mir sucht? Kotti hat einen genauso großen Psychoknacks wie ich. Manchmal, wenn ich für zwei bis drei Tage weg bin, bekommt er einfach hohes Fieber oder kotzt den ganzen Tag, und fuck, man, warum musste ich nach Hause fahren? Ich hab keine Ahnung, was das Vieh in seinem Leben schon erlebt hat, ich weiß nur, dass ich immer für den Kleinen da sein will, weil allein und hilflos sein echt scheiße ist, und vielleicht, ja, vielleicht bin ich auch echt verrückt, immerhin reden wir hier von einer Katze und nicht von einem Mensch, doch mir ist echt nichts so wichtig wie das Tier. Schnell schicke ich noch eine Nachricht an Max und Poppy hinterher und fordere ein Beweisfoto, dass die Katze lebt. Als endlich jemand antwortet und mir mitteilt, dass mit dem Fellknäuel alles okay ist, beruhige ich mich wieder und konzentriere mich auf die Landschaft vor dem Fenster. Als wir an dem Haus, in dem meine beste Freundin Lotte bis zu ihrem Umzug gelebt hat, vorbeifahren, überkommt mich zum ersten Mal echte Sehnsucht nach zu Hause – also dem Zuhause, in dem ich aufgewachsen und zur Schule gegangen bin. *Eigentlich war hier gar nicht alles so schlecht, wie ich immer behaupte,* denke ich.

Beim Haus meiner Eltern angekommen, will ich am liebsten direkt meine Sachen in die Ecke feuern und in mein altes Zimmer verschwinden, das eigentlich nie so richtig mein Zimmer war, weil ich hier nach der Trennung meiner Eltern nie länger als zwei bis drei Tage am Stück verbracht hab. Nur die Möbel stammen noch aus meinem alten Zimmer: das viel zu kleine Bett, das ich habe, seit ich sechs Jahre alt war, und der große, alte Kleiderschrank, bei dem es mich wundert, dass er überhaupt noch steht. Mittlerweile sind noch ein Heimtrainer, ein kleiner Fernseher und die Spielzeugwagensammlung meines Stiefvaters hinzugekommen, während immer mehr Sachen von mir verschwanden. Ich nenne es trotzdem »mein Zimmer«. Es ist der einzige Raum, in dem ich nahezu ungestört für mich sein und Serien gucken kann. Ich schaue gerade »Grey's Anatomy«, eine Sendung, von der ich mir selbst nicht mal erklären kann, wieso ich sie eigentlich mag. Vielleicht, weil dort alles mindestens genauso abgefuckt ist wie bei mir – auch wenn in Arztserien nie jemand depressiv ist, obwohl das ja die »Volkskrankheit Nummer eins« ist, wie man so schön sagt. Aber mal ehrlich, in Arztserien ist sowieso nie etwas realistisch, von den absurden Beziehungskonstellationen vielleicht mal abgesehen. Das Internet geht allerdings mal wieder nicht, und ich frage mich, wie ich das eigentlich all die Jahre ausgehalten hab, dieses Leben ohne ständig und überall verfügbares Internet, dieses Leben ohne eine Welt, in die man sich zurückziehen kann, wenn man auf die echte Welt mal wieder keine Lust verspürt.

Während ich leise in mich hineinfluche, weil ich mich jetzt mit mir selbst beschäftigen muss, bereitet meine Mutter das Abendessen zu. Es gibt Raclette, so wie ich mir das gewünscht habe, und gerade bereue ich diese Entscheidung, weil Raclette ja auch bedeutet, dass ich extrem lange an diesem Tisch ausharren muss, wo ich doch einfach nur allein sein will – also allein in einer Welt, in der es ausnahmsweise nicht um mich geht. Das Essen gestaltet sich jedoch viel ruhiger als gedacht. Der Fernseher läuft nebenbei, und so sind wir alle etwas abgelenkt, und ich muss keine Fragen zu mir beantworten, sondern nur welche zu den prominenten Gästen, die in den Shows zu sehen sind. Die meisten davon hab ich irgendwann schon mal auf Partys oder während Interviews für einen meiner Redakteursjobs getroffen, und meine Eltern wollen Insidernews, aber ich kann gar nicht viel dazu sagen – außer dass die meisten Musiker, die gerade für ihre neuen Alben werben, genauso abgefuckt vom Leben sind wie ich. Man denkt ja immer, Ruhm und Reichtum mache glücklich und alle, die zumindest eines davon haben, seien gut dran, doch in

Wirklichkeit ist das Gegenteil der Fall. Wenn du einmal oben bist, ist die Angst zu scheitern noch viel größer als ohnehin schon. Die ganze Welt schaut auf dich und wartet nur darauf, dass du dir einen Fehler erlaubst. Fehler sind menschlich – und irgendwie auch so viel interessanter als ein neues Album, ein Theaterstück oder ein Buch. Zumindest für die Medien. Wie es dem Menschen dahinter wirklich geht, ist prinzipiell egal, Hauptsache, die Kohle fließt, die Einschaltquoten und Verkaufszahlen sind gut.

»Wie geht es dir eigentlich mit der ganzen Aufmerksamkeit?«, fragt mein Stiefvater mich dann, und ich sage: »Gut, es ist schön, dass einem endlich jemand zuhört und die Krankheit ernst genommen wird.« Doch das ist nur die halbe Wahrheit. In Wirklichkeit kotzt es mich derbe an, dass man mich als Galionsfigur und Retterin aller Depressiven bezeichnet, wo ich das niemals war und auch nicht sein werde. Die Eingriffe in die Privatsphäre sind ganz extrem, und meine Depression wird von den ständigen Belagerungen, Interviewanfragen, Zusprüchen und Anfeindungen nicht besser, doch diesen Teil verschweige ich – ich will nicht, dass meine Eltern noch mehr Angst um ihre Tochter haben müssen als sowieso schon. Im Prinzip haben die Medien mich zu einer Figur gemacht, die ich nicht sein kann, doch irgendwie muss ich jetzt ja zu dem stehen, was ich losgetreten hab. Bloß keine Schwäche zeigen. Ich bin jetzt die, die anderen Menschen Mut machen muss – egal, wie dreckig es mir selbst gerade geht. Solange die Kameras auf mich gerichtet sind, funktioniere ich perfekt. Sobald das Scheinwerferlicht erloschen ist, bin ich gefangen in meiner eigenen Depression und breche innerlich zusammen. Erzählen tue ich besser niemandem davon. Wenn ich mich jetzt einweisen lassen würde, woran ich in den letzten Monaten schon häufiger mal gedacht habe, würde ein Bild auseinanderfallen, das andere Menschen in den letzten sechs Wochen zum Kampf veranlasst hat – dem Kampf gegen eine Krankheit, die eigentlich unbesiegbar ist.

Ich bin froh, als das Essen endlich offiziell beendet ist und ich vom Tisch aufstehen kann. Schnell schicke ich Lotte eine Nachricht.

> Ist es bei dir auch so furchtbar? Und: Bier?

> JA! BIER!

Wir verabreden uns für den späteren Abend in der Innenstadt vor der Sparkasse, wo wir uns als Jugendliche immer betrunken haben – bis wir einmal dabei erwischt wurden, wie einer von uns in die Blumen hinter den Bänken kotzte.

Ich laufe viel zu früh los, weil ich von zu Hause weg muss, und mache einen kleinen Umweg, der mich zu meiner alten Schule führt. Seltsam, dass so gar keine Gefühle aufkommen, wenn ich hier stehe. Der iPod spielt Nicki Minajs »Bed of Lies«, und ich muss an Sven denken. Vor drei Tagen erst haben wir das letzte Mal miteinander geschlafen, bis er mich vor die Tür gesetzt hat unter wüsten Beschimpfungen, dass mir der Ruhm wohl zu Kopf gestiegen sei und dass die Leute, die im Internet so schlecht über mich redeten, recht hätten. Wenn die Person, die du mal echt geliebt hast, so etwas zu dir sagt, dann ist das noch verletzender, als die Worte es eh schon sind. Ich hab schon wieder das Gefühl, mich gerade zu verlieren – in den Worten, die andere Leute über mich sagen. Wenn du ständig mit der Meinung anderer Menschen über dich konfrontiert wirst, ist es echt nicht leicht, du selbst zu bleiben. Schon gar nicht, wenn du sowieso die ganze Zeit am Grübeln bist, ob das, was du tust, eigentlich richtig ist.

Ich ziehe mein Handy hervor und schaue auf die Uhr. Meine Verabredung beginnt gleich, und ich hab noch einen kleinen Weg vor mir. Ich verlasse die Schule, ohne etwas dabei zu spüren. In Filmen drehen die Protagonisten sich in solchen Szenen ja immer ganz melancholisch noch mal um, doch das hier ist eben kein Film. Unterwegs tippe ich eine SMS an Sven.

> Frohe Weihnachten, Großer.

Als ich bei der Sparkasse ankomme, ist Lotte noch nicht da. Ich betrete die leere Filiale, weil es hier wenigstens warm ist. Viele meiner ehemaligen Klassenkameraden sind als Angestellte bei der Bank gelandet, und manchmal beneide ich sie um ihren sicheren Job, auch wenn ich die Vorstellung, hier zu arbeiten, eigentlich echt langweilig finde. Ich hab nicht Abitur gemacht, um danach in der gleichen öden Kleinstadt abzuhängen und ein paar Zahlen hin und her zu schubsen – auch wenn ich mir fast sicher bin, dass ihr Job viel mehr ist als das und dass sie ganz zufrieden sind. Ich hingegen bin direkt nach dem Abi abgehauen und hab mir mit 'nem Blog was aufgebaut, für das ich zu Schulzeiten nur belächelt wurde. Mittlerweile sind die Leute, die mich früher dafür regelrecht durch den Dreck gezogen haben, die, die mir zweimal im Jahr aus dem Nichts eine Mail schreiben, ob ich sie mal mit zur Fashion Week nehmen könne. Eigentlich hab ich es ganz gut getroffen, trotz der ganzen Scheiße, die mich zwischendurch getroffen hat. Der Neid auf die Menschen, die ein geregeltes Leben führen, bleibt natürlich trotzdem – doch vielleicht muss das auch so sein, dieser wechselseitige Neid, damit man in seiner Welt nicht völlig abstumpft.

Aus Gewohnheit ziehe ich einen Kontoauszug. Während die alte Maschine sich beim Drucken einen abstottert, betreten zwei Jungs in meinem Alter den Laden. Ich kenne ihre Gesichter zwar, doch an die Namen kann ich mich nicht erinnern. »Ach, die Prominenz in der Provinz, schau mal einer an«, sagt einer der beiden, und ich ziehe eine Augenbraue hoch, die linke, um genau zu sein, ich kann nämlich nur die linke Augenbraue hochziehen, lächle milde und stecke den Ausdruck, auf dem nur rote Zahlen stehen, in die Tasche meines Mantels. »Frohe Weihnachten«, sage ich, füge in Gedanken *ihr Wichser* hinzu und verlasse die Sparkasse, um zu rauchen. Früher hab ich hier drinnen geraucht, weil ich das Bedürfnis hatte, rebellisch zu sein. Heute fühl ich mich zu cool dafür – aber eigentlich fühl ich mich für die ganze Stadt zu cool, auch wenn es eigentlich nichts gibt, das mich cooler macht als die Gestalten, die immer noch hier rumhängen.

Ich habe mir gerade eine Zigarette angezündet, da biegt meine Lotte um die Ecke. Ihr Gesichtsausdruck verrät eigentlich alles, und nachdem wir uns ganz fest umarmt haben, drücke ich ihr erst mal meine Zigarette in die Hand, weil ich weiß, dass sie zu Hause nicht rauchen kann. »Und, wie war's?«

»Okay. Bei dir?«

»Auch.« Das Thema Weihnachten ist damit durch.

Wir laufen durch die Innenstadt auf der Suche nach der passenden Bar für ein Bier. Eigentlich gibt es nur zwei Möglichkeiten, und beide sind auf ihre ganz eigene

Art und Weise nicht unbedingt das, wonach mir der Sinn steht. Nicht nur, weil an ihnen viele verschiedene Erinnerungen hängen, sondern weil sie die Gefahr bergen, dort auf Leute zu treffen, die man nie wieder sehen wollte. Vor allem nicht an Weihnachten, weil man da ganz besonders heuchlerisch sein muss, ist ja schließlich das Fest der Liebe und so. Wir entscheiden uns für die Bar, die wir für das geringere Übel halten.

Lotte und ich sind an diesem Abend die ersten Gäste und haben somit freie Platzwahl. Wir entscheiden uns für einen kleinen Tisch in einer Ecke, von der aus wir alles im Blick haben, wo aber auch keinerlei Gefahr besteht, dass sich jemand zu uns setzen möchte. Sie bestellt ein großes Bier und einen Kaffee, ich ein kleines Glas mit sauergespritztem Apfelwein. Ich hab das Trinken zwar vor kurzer Zeit wieder aufgegeben, weil sich der Alkohol echt nicht mit meinen Tabletten verträgt, doch nach Hause zu fahren und dann keinen Äppler zu trinken fühlt sich auch falsch an.

Wir haben gerade angestoßen, als mein Handy klingelt. Es ist eine SMS von Sven:

> Frohe Weihnachten. Take care!

Meine beste Freundin merkt sofort, dass was nicht stimmt.

»Wieder er?«, fragt sie. Ich nicke, und sie sagt: »Mann, ist das nicht langsam mal genug mit euch? Der Typ hat dich vergewaltigt, und du legst trotzdem Wert auf das, was er sagt!« Statt sie anzusehen, starre ich auf den Tisch, nehme einen Bierdeckel aus dem Plastikgestell und zerbreche ihn zwischen meinen Händen. Ich weiß nicht, ob ich wirklich das Wort »Vergewaltigung« benutzen würde, weil ich es in meinem Kopf mit viel Gewalt und einer Person, die ich nicht kenne, verbinde, doch im Prinzip hat sie schon recht. Sven hat seinen Schwanz einfach in mich gesteckt, als ich geschlafen hab, ganz kurz nach der Sache mit den an ihn gerichteten Tweets und der endgültigen Trennung. Ich hab die Nacht nur bei ihm verbracht, weil ich nicht allein sein konnte und mich trotz allem irgendwie sicher bei ihm fühlte. Als er anfing, sich neben mir einen runterzuholen, bat ich ihn, damit aufzuhören. Er zwang mich zu bleiben – mit den Worten, er sei auch immer geblieben, wenn meine Depression mich übermannt habe, nicht mehr kontrollierbar gewesen sei und sagte, dass das bei Geilheit manchmal auch so sei. Ich setzte mir Kopfhörer auf, drehte mich von ihm weg, aber ich blieb. Am nächsten Morgen erwachte ich mit seinem Schwanz in mir. Und ließ ihn machen. Ich wehrte mich nicht, doch ich machte auch nicht mit. Als ich ihn wenige Tage später zur Rede stellte, nannte er mich psychisch krank und schmiss mich raus, nur um ein paar Stunden später eine SMS zu schreiben, dass er das alles nicht so gemeint habe und ich ihm wirklich wichtig sei.

»Weißt du«, sage ich, »manchmal glaube ich, dass er sich nur so an mich hängt, weil ich jetzt so was wie berühmt bin. All seine Exfreundinnen sind irgendwie berühmt, und ich passe ganz gut in das Schema. Und dann gibt es die Tage, an denen ich das Gefühl habe, dass er mich trotz der Depressionen und des Rummels liebt.«

»Seinetwegen steckst du doch in deiner aktuellen depressiven Episode«, antwortet sie und nimmt einen Zigarettenfilter aus der Packung.

»Mag ja sein«, sage ich, »aber wenn er nicht gewesen wäre, dann wäre ich niemals so ausgeflippt auf Twitter, und eigentlich hat es mich weit gebracht.«

»Hör mir jetzt mal ganz aufmerksam zu«, sagt Lotte

und nimmt die frisch gedrehte Zigarette wieder aus dem Mund. »Das, was du gerade erreicht hast, ist nicht sein Verdienst. Es ist ganz allein deiner. Du hast diese Tweets geschrieben. Du hast dich den Zeitungen gestellt und hast die Interviews gegeben. Du hast einen Ruck durch die Nation gebracht, der schon lange, lange überfällig war. Und das sag ich dir nicht nur, weil wir Freunde sind oder weil ich selbst mit depressiven Menschen arbeite, sondern weil es verdammt noch mal so ist.«

»Ja, schon.« Ich zögere. »Aber es ist nun mal so, dass ich das alles nicht geschrieben hätte, wenn er mir nur eine Sekunde lang zugehört hätte. Twitter war in dem Moment die einzige Möglichkeit, ihn zu erreichen. Nur dass ich statt ihm dann halt die ganze Welt erreicht hab.«

»Dieser Satz sagt doch schon alles. Er ist einfach ein Arschloch, merkste selber, ne? Also lass dich nicht von so einem koksabhängigen Typen kleinreden, der auch gerne mal was erreichen würde. Der ist doch nur angepisst, weil du plötzlich bekannter bist als er.«

Während unseres Gesprächs hat sich der Laden gut gefüllt. Die ganzen verzweifelten Gestalten, die über die Feiertage nach Hause gekommen sind oder die Kleinstadt nie verlassen haben, sind mittlerweile eingetrudelt, um sich zu betrinken. Ich bin froh, dass mich bisher noch keiner angesprochen hat. Um sicherzugehen, dass das auch so bleibt, kauere ich mich noch ein Stückchen tiefer in die Ecke und ziehe mir die Haare wie einen Vorhang vor das Gesicht.

Lotte lässt derweil ihren Blick durch den abgedunkelten Raum schweifen. »Hast du nicht auch manchmal das Gefühl, wir sind die Einzigen, die es hier wirklich rausgeschafft haben? Ich meine, guck sie dir doch alle mal an. Die sehen noch genauso aus wie zu der Zeit, als wir Abitur gemacht haben. Und das ist immerhin schon fast acht Jahre her.«

»Voll«, sage ich. »Und das, obwohl ausgerechnet wir die beiden sind, denen man nie zugetraut hätte, dass sie überhaupt etwas erreichen. Ich finde, unsere Eltern können eigentlich echt stolz auf uns sein.«

»Waren deine Eltern jemals stolz auf dich?«

»Ich glaube nicht. Mein Vater hält mich noch immer für den absoluten Loser. Vermutlich hat er mich schon längst enterbt.«

»Was, meinst du, macht die dahinten jetzt?«, fragt meine beste Freundin und deutet auf ein zierliches, blondes Mädchen.

»Lehramt«, antworte ich.

»Und der Typ daneben?«

»Auch Lehramt.«

»Die können doch nicht alle Lehramt machen!«

»Klar«, sage ich, »bis auf die paar Ausnahmen, die bei der Sparkasse arbeiten, machen die alle Lehramt, inklusive Referendariat an der Schule, wo sie ihr Abitur gemacht haben.«

»Woher weißt du das denn?«

»Facebook.«

»Du bist mit denen auf Facebook befreundet?« Lotte klingt erstaunt.

»Ich muss überhaupt nicht mit denen befreundet sein, um an solche Infos zu kommen. Die meisten davon haben keine Ahnung, wie die Privatsphäre-Einstellungen funktionieren. Und das alles nur, weil wir im Informatikunterricht Schildkröten mit Delphi programmiert haben, statt uns mit den wirklich wichtigen Themen wie Datenschutz im Internet auseinanderzusetzen.«

»Sagt die Bloggerin, die, seit sie 18 ist, ihr ganzes Leben mit dem Internet teilt.«

»Stimmt. Und wir wissen alle, wohin mich das geführt hat.« Wir lachen.

Ich erzähle ihr von den Artikeln, die über mich geschrieben worden sind. Die meisten davon nehmen Bezug auf meinen Blog und beschreiben mich als düsteres Wesen, das mit dunkler Kleidung und dunklem Lippenstift mit seiner Depression kokettiert, dabei sind ganz sicher nicht alle meiner Outfits schwarz, und der Lippenstift ist meistens pink. Ich würde mich selbst auch nicht als düster bezeichnen, sondern als aufgeschlossenen, umgänglichen und fröhlichen Menschen. Sofern ich eben nicht in meiner Depression gefangen bin – doch immer, wenn das so ist, dann blogge ich nicht. In den meisten Fällen mache ich mich über meine Erkrankung ja selbst lustig. Ich darf das, ich bin depressiv. Und ich schreibe seit Jahren darüber, nur eben nie mit der Ernsthaftigkeit, mit der ich es an diesem einen Tag getan hab, dem Tag, an dem ich einfach nur genervt von meinem Exfreund war. Was die Medien nun daraus machen, ist beängstigend, absurd, aber irgendwie auch ziemlich lustig. Ich kann das Ganze aber auch nur mit Humor nehmen, weil ich weiß, dass die Hälfte von dem, was da in den Zeitungen geschrieben wird, sowieso nicht stimmt – allein schon, weil kaum ein Satz, den ich auf Twitter von mir gebe, völlig der Wahrheit entspricht, von den ganzen Tweets über die Depression mal abgesehen. Ich bin eine Geschichtenerzählerin und kein Mensch, der im Netz mit seinem mal tollen und mal unglaublich abgefuckten Leben prahlen will. Die Figur, die da im Internet zu ihren Lesern spricht, das bin im seltensten Falle ich – aber das sind eben solche Dinge, die die Medien nicht zu interessieren scheinen, solange sie eine gute Story drum herum aufbauen können.

Wir bestellen eine zweite Runde Drinks bei der Kellnerin, von der ich mir nicht sicher bin, ob ich sie von früher kenne oder nicht. Eigentlich kenne ich fast jeden hier – klar, die meisten gehen nicht weg, und neue Menschen sind in einer so kleinen Stadt wie hier echt selten. Man kann hier gar nicht hinziehen, ohne komisch beäugt zu werden, und ich glaube, den meisten Menschen ist das auch bewusst, deshalb suchen sie sich Wohnungen in anderen Städten, größeren, die etwas anonymer sind. Ich bin vorsichtshalber auf Cola umgestiegen, weil ich mein Glück mit dem Alkohol nicht herausfordern will. Lotte erzählt mir von ihrem neuen Job, und es ist echt spannend, die ganze Depression mal aus Sicht einer Person zu betrachten, die zwar wie eine Therapeutin spricht, aber nicht die eigene Therapeutin ist. In den Gesprächen mit ihr lerne ich immer viel. Über mich, meine Krankheit und was bei mir so alles falsch gelaufen ist und immer noch falsch läuft. Nur eben ohne das Gefühl, von jemandem therapiert zu werden.

Die kleine Bar wird immer voller, und der Platz um uns herum immer weniger. Ich merke, dass mittlerweile immer mehr Menschen zu unserem Tisch starren und das Tuscheln beginnen, tue aber so, als würde ich sie überhaupt nicht bemerken. Eigentlich muss ich aufs Klo, doch ich hab wirklich keine Lust, mich durch die Menge zu quetschen und am Ende noch mit jemandem reden zu müssen. Zu zweit gehen ist auch nicht möglich – irgendjemand würde sich sonst unseren Tisch schnappen, und dann müssten wir den Rest des Abends in der Menge stehen. »Du musst auch, oder?«, fragt Lotte, und ich sage: »Ja, aber ...«, und rolle mit den Augen.

»Geh. Und scheiß auf die!«, sagt sie.

»Was für eine hübsche Metapher«, antworte ich und stehe auf, um mir meinen Weg durch die Menge zu bahnen. Ich versuche, niemanden anzusehen, und das gelingt mir gut. Auf der Toilette steht ein Mädchen und trägt glitzernden Lipgloss auf. Ich kenne sie nicht, lächle sie trotzdem schüchtern an und wähle die linke Tür.

Natürlich funktioniert der Händetrockner nicht, also wische ich mir die Hände an meiner grauen Jogginghose ab und verlasse die Toilette. Im Lounge-Bereich sitzt eine Gruppe Leute in meinem Alter, starrt mich an, und einer von ihnen sagt: »Tritt im Fernsehen auf und nennt sich Modebloggerin, ist aber trotzdem nicht in der Lage, wie ein normaler Mensch aufs Klo zu gehen.«

Es ist der Typ, der in einer Klausur auf die Frage »Wer war Buddha?« mit »Das hessische Wort für Butter« geantwortet hat, und damals hab ich das so sehr gefeiert, dass ich sein Prinzip in einer Geschichtsklausur mal aufgegriffen habe und die Frage nach Fürst von Metternich mit »Fürst von Metternich war sehr wichtig für die deutsche Geschichte und ziert aus diesem Grunde heute Sektflaschen« beantwortete. Mittlerweile halte ich ihn und auch mich für diese Art der Rebellion für ziemlich blöd. Ich bin eben so was wie erwachsen geworden. Er offensichtlich nicht.

»Wenigstens hab ich mich im Gegensatz zu dir sonst ein wenig weiterentwickelt«, sage ich und gehe zurück zu unserem Tisch.

»Und?«, fragt meine beste Freundin.

»Alles okay«, antworte ich, »ich würde aber trotzdem gerne gehen, mir wird es langsam echt zu voll.«

»Alles klar«, sagt sie zu mir, »ich geh nur auch noch mal schnell. Du kannst ruhig vorgehen, wenn du willst.« Ich drehe mir noch eine Zigarette, trinke den letzten Schluck von meiner Cola und ziehe meinen Mantel an. Die Blicke der Leute um mich herum ignoriere ich mit aller Arroganz, die ich in diesem Moment aufbringen kann. Sollen sie mich doch für überheblich halten, weil ich nicht mit ihnen rede. Solange ich nicht vor ihnen zusammenbreche, ist mein echtes Ich nicht angreifbar.

Auf dem Weg nach draußen kommt ein Typ auf mich zu. Ich kenne sein Gesicht, kann es aber nicht zuordnen. »Total schön, dich zu sehen«, sagt er und umarmt mich. »Und übrigens, großartige Nummer, das mit der Depression. Megawichtig, was du da alles angesprochen hast«, und ich sage: »Danke!«, und überlege verzweifelt, woher ich diesen Typen kenne.

»Bist du noch länger hier?«, fragt er.

»Nee, ich fahre morgen wieder heim.«

»Schade, ich hätte gerne mal wieder mit dir Kaffee getrunken.«

»Ja, schade«, sage ich, und in meinem Kopf hat's immer noch nicht klick gemacht.

Er winkt jemandem hinter mir zu und sagt: »Meine Freundin wartet. War echt schön, dich zu sehen, und bis bald!«, umarmt mich noch einmal und verschwindet in die Menge. Obwohl ich keine Ahnung habe, wer er ist, machen mir seine Worte Mut. Vielleicht habe ich doch ein paar Leute erreicht und ein bisschen mehr Verständnis für die Krankheit in die Welt gebracht. Und vielleicht sind hier auch gar nicht alle Menschen so scheiße, wie ich es in Erinnerung hab.

Als ich es endlich vor die Tür geschafft habe, kommt Lotte schon hinterher. Gemeinsam rauchen wir eine letzte Zigarette und verabreden uns für den nächsten Tag zum Telefonieren. Wir umarmen uns noch einmal innig und verschwinden dann in verschiedene Richtungen – sie nach rechts und ich nach links.

22
GRENZEN

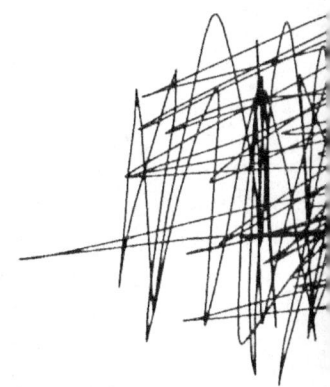

Ein paar Tage später hänge ich vor dem Handy, weil ich wieder einmal nichts mit mir anzufangen weiß. Das geplante Sexdate mit meinem Immer-mal-wieder-Lover hab ich abgesagt, weil ich mich einfach nicht nach Ficken fühle. *Es sind die Tabletten,* denke ich. Scheiß Libidokiller. An manchen Tagen denke ich fast ununterbrochen an Sex, masturbiere täglich drei-, viermal. Manchmal tut sich einfach nichts.

Ich öffne Twitter und klicke mich wahllos durch die Tweets. Bei einem Link bleibe ich hängen. Ein Mädchen schreibt über seine Vergewaltigung. Ihr Text löst in mir eine starke Reaktion aus. So stark, dass ich zum Kühlschrank gehe, den Wodka aus dem Eisfach hole und einen großen Schluck direkt aus der Flasche nehme.

Ich würde nicht sagen, dass ich vergewaltigt worden bin, obwohl ich jedes Mädchen, das dieselbe Erfahrung wie ich gemacht hat und dann so einen Satz von sich gibt, gerne schütteln würde, ihm erzählen würde, dass

Sex ohne eindeutiges Einverständnis immer eine Vergewaltigung ist. Sven schlief ohne mein Einverständnis mit mir. Ich hab mich nicht gewehrt, nur geweint, und ich bin mir bis heute nicht einmal ganz sicher, ob er das überhaupt gemerkt hat. Er war auf Kokain, ich gefangen in der Depression, und die Gefühle, die man hat, wenn man auf Koks ist oder in einer Depression steckt, sind nicht greifbar, wenn man sie nicht erlebt hat.

Sven und ich kennen uns über Twitter. Schon bevor wir zusammenkamen, hatte er Anteil an meinem Sexleben. Dem Sexleben, das ich auch im Internet beschreibe. Nicht, um Aufmerksamkeit zu erregen oder neue Sexualpartner an Land zu ziehen – obwohl das natürlich auch schon passiert ist –, sondern weil es einfach Teil von mir ist. Ich mag BDSM. Harten Sex. Fesseln, die sich um meinen Körper schlingen, und Schläge, auch ins Gesicht. Sven wusste das von Twitter. Und natürlich, weil ich ihm davon erzählt habe – mit der Bitte, etwas vorsichtig mit mir zu sein, da ich insbesondere in depressiven Phasen dazu neige, zu weit zu gehen. Oder sagen wir lieber: Es mit mir zu weit gehen zu lassen. Schmerzen zu ertragen, von denen ich weiß, dass ich sie nicht aushalte. Befehle auszuführen, die mir eigentlich zuwider sind. Dinge mit mir machen zu lassen, die ich eigentlich strikt ablehne.

Ich gehe mit meinem Sexleben mindestens genauso offen um wie mit meiner Erkrankung. Ich finde es generell sehr wichtig, über sexuelle Vorlieben und persönliche Grenzen zu sprechen. Noch wichtiger ist das allerdings, wenn man an einer Krankheit leidet, die einen manchmal dazu verleitet, Dinge zu tun, die man normalerweise nicht tun würde.

Natürlich sprach ich auch mit Sven über meine Limits und dass sie je nach Tagesverfassung mal schwanken können. Darüber, dass es okay ist, wenn er hart zu mir ist, und dass es auch okay ist, wenn ich in ein Tief, den sogenannten »sub drop« abrutsche, sofern er danach nur bei mir ist und mich wieder hochholt. Ich genieße den »sub drop«, also das tiefste Tief, in das ich rutschen kann, auch weil ich weiß, dass kurz darauf das höchste Hoch kommt. Zumindest dann, wenn jemand für mich da ist, mich in den Arm nimmt und wieder rausholt. Passiert das nicht, so wird der »sub drop« äußerst schnell zu einer Depression.

Es mag schon sein, dass BDSM gerade für Leute wie mich, die schnell in dieses Tief rutschen und allein nicht mehr herauskommen, nicht unbedingt das Beste ist. Wenn ich jedoch jemanden um mich habe, der die Grenzen zwischen Spiel und Ernst versteht, schützt es mich vor der Erkrankung. Vielleicht, weil ich in solchen Momenten die Wahl habe, ob ich mich in ein Tief begebe oder nicht. Was ich mit mir machen lasse oder nicht, hängt viel von meinem Partner ab. Bei einer Depression habe ich diese Wahl so nicht. Sie ist von niemandem abhängig, nicht einmal von mir selbst.

Sven hat meine Grenzen überschritten. Er zwang mich, stundenlang vor ihm zu masturbieren, auch wenn er wusste, dass ich dank der Tabletten keinen Orgasmus haben kann und dass ich dabei nichts fühle außer Schmerz. Physischen und psychischen, denn die Phasen, in denen ich nicht fähig bin zu kommen, belasten mich emotional. So richtig bewusst wurde mir das, was er mit mir gemacht hat, erst nach mehreren Gesprächen mit Lotte.

Manchmal schlug er auf mich ein, wenn ich schon längst am Boden lag, weinte und wimmerte, dass er endlich aufhören solle. »Sag das Safeword! Ich will das Safeword hören!«, sagte er, doch mein verdammter Stolz hielt mich immer davon ab. Ich hasse es, mein Safeword zu benutzen. Und habe es erst einmal im Leben wirklich getan. Meine Partner wissen das. Weil es meinen verdammten Stolz bricht. Ich habe es erst einmal getan, und dass ich es tat, riss mich in eine Depression. Mein Safeword auszusprechen macht mich schwach, und ich hasse es, so schwach zu sein – obwohl ich weiß, dass es gut und richtig ist, es zu benutzen. Ich wollte nie wieder so schwach sein, und Sven wusste davon.

Meine Depression ist meine Schwachstelle, und er nutzte sie aus. Mit Worten wie »Du magst es doch, wenn ich so hart zu dir bin«, »Ich weiß, dass dir das eigentlich gefällt« oder »Ich fick dich irgendwann im Schlaf, wenn du dich gar nicht wehren kannst«. Wenn ich ihm sagte, dass mir seine Worte Angst machten, dann schob er alles auf »das Spiel«. Das Spiel, das irgendwann keines mehr war.

Die Schuld daran gebe ich bis heute mir. Sätze wie »Du Psychoschlampe machst, dass ich so bin« und »Du krankes Stück löst das mit deinem Terror bei mir aus« haben sich tief in mein Gehirn gebrannt. Ich bin schuld, dass er mich vergewaltigt hat. Dass er über meinen Körper verfügt hat, wie es ihm beliebte, weil meine Krankheit nicht nur meine, sondern auch seine Psyche angegriffen hat. Es war seine Art, mich und damit auch meine Depression, die Auswirkungen auf uns beide hatte, zu kontrollieren, auch wenn sie nicht mehr kontrollierbar war. Obwohl ich immer von ihm wegwollte, hab ich's allein nicht geschafft. Die Grenzen zwischen Spiel und Ernst sind mit meiner Krankheit zu einer großen wabernden Masse verschwommen, und erst jetzt, wo ich von ihm weg bin und diesen Blogpost von einem fremden Mädchen lese, wird mir bewusst, was er mir, meinem Körper und auch meinem Kopf eigentlich angetan hat. Er hat meine Depression benutzt, um das zu kriegen, was er wollte, hat sie für seine Zwecke gegen mich benutzt.

Außer mit Lotte habe ich bisher mit niemandem über die Sache mit Sven gesprochen, zumindest niemals so direkt. Aus Angst, er könne all die Drohungen, die er mir gegenüber ausgesprochen hat, wenn ich jemandem davon erzählte, wahr machen. So, wie er die Drohung, mich im Schlaf zu ficken, wahr gemacht hat.

Ich lege den Wodka zurück ins Eisfach und schreibe dem Immer-mal-wieder-Lover eine SMS:

> Du weißt gar nicht, wie froh ich bin,
> dass du mich zu nichts drängst und meine
> Krankheit nicht gegen mich ausspielst.

> Burger? Ich hab gehört, die magst du fast
> so sehr wie Sex.

> Burger! Und ich möchte dir gerne ein paar
> Dinge über mich erzählen, die du bisher so
> gar nicht weißt.

Der Text des Mädchens hat mir nämlich eines ganz besonders deutlich gezeigt: dass es wichtig ist, das Schweigen zu brechen.

23
GEFÜHLSMOMENTE

s ist zwei Uhr nachts, und ich stehe auf der Warschauer Brücke, den Blick in Richtung Fernseh-
turm gewandt. Die Straßen sind leer und doch hell
erleuchtet, und ich schlinge meinen Schal noch etwas
enger um Hals und Mund, weil es so bitterkalt geworden
ist – komisch, war es doch vor ein paar Tagen fast schon
wieder Frühling.

Ich höre seine Schritte schon von Weitem durch das
vorsichtige nächtliche Rauschen der Großstadt hin-
durch. Sie klingen zaghaft, bedächtig. An meiner rechten Seite bleibt er stehen, zieht noch einmal an seiner
Zigarette und bläst den Rauch durch beide Nasenlöcher
aus, während er den glühenden Stummel von der Brücke
fallen lässt. Eine Weile stehen wir einfach so da und sagen nichts, sehen einfach in die Ferne und genießen
den Moment. Dann legt er seine linke Hand auf meine
rechte, und ich drehe mich langsam zu ihm um, sehe
ihm das erste Mal seit langer Zeit in seine schönen braunen Augen mit den leichten grünen Sprenklern, und

auch wenn sie im Licht der Laternen fast schwarz wirken, verliere ich mich gleich darin.

Noch immer haben wir kein Wort gesagt, und es ist auch überhaupt nicht nötig. Wir sehen uns einfach ganz lange an, das erste Mal seit einem Jahr, und dann führt er seine Hände vorsichtig an mein Gesicht, streift den Schal ein Stück nach unten und ...

»Warte!«, sage ich und lege meine Hände auf seine. Nicht, um sie wegzuschieben, sondern einfach, um sie festzuhalten und die Wärme seiner Finger noch etwas besser zu spüren. Es ist der Moment vor unserem ersten Kuss, dem ersten Kuss seit einem Jahr, und ich will ihn, so lange es nur geht, genießen. Nicht unbedingt zwangsläufig hinauszögern, immerhin warte ich seit fast zwölf Monaten auf diesen Kuss, doch ich will all das, was mich gerade umgibt, die Geräusche, den Wind und die Wärme seines Körpers, in mir aufnehmen, bevor dieser Moment in unserem Kuss den Höhepunkt erreicht.

Es ist nicht unser erster Kuss, doch der erste Kuss seit sehr, sehr langer Zeit, und der kleine Moment davor, in dem die Knie so richtig weich werden und das Herz bis zum Hals schlägt, ist vielleicht sogar noch besser als der Kuss. Man ist gerade dabei, ineinander zu versinken, doch noch bist du nicht ganz da, und du spürst so ein Knistern, eine kleine Aufregung und vielleicht sogar die Frage, wie der Kuss wohl werden wird. Du genießt es, kostest den Moment voll aus, bis er tatsächlich in dem erhofft-ersehnten Kuss gipfelt, auf den du dich die ganze Zeit gefreut hast.

Ich erinnere mich noch genau an unseren ersten Kuss, damals in meiner Küche. Wir standen voreinander und kämpften um die letzte Flasche Bier, und irgendwann hatten wir beide eine Hand am Flaschenhals, ich die rechte, er die linke, und dann sahen wir uns einen Moment lang nur an, bis ich mich zu ihm hinüberbeugte, den Kopf ein wenig reckte und ihn küsste. Es war ein unbeholfener und schüchterner Kuss, ganz kurz nur, weil ich viel zu nervös und aufgeregt und vielleicht auch ein bisschen zu betrunken war, um ihn richtig lang zu küssen. Doch der Moment ging mir nie wieder aus dem Kopf, und immer, wenn ich eine Bierflasche der Marke sehe (es war ein Beck's, das weiß ich noch ganz genau), fühl ich den Augenblick noch mal – so, als würde er gerade passieren. Er war damals ein bisschen irritiert, und ich nutzte die Gelegenheit, um ihm die Flasche zu entwenden und damit in mein Zimmer zu verschwinden. Er lief sofort hinter mir her, und ich weiß bis heute nicht genau, ob er nur sein Bier zurückhaben oder mich noch einmal küssen wollte. Den Rest der Nacht haben wir geknutscht, und das Bier, na ja, das stieß ich in einem besonders ungeschickten Moment von dem kleinen Nachttisch an der Seite meines Bettes, doch das war egal, denn unsere Küsse schmeckten besser und der Rausch kam mit ihnen von allein.

So, wie ich diesen Kuss nicht vergessen habe und auch nie vergessen werde, will ich auch den Kuss, der kurz bevorsteht, und diesen ganz kurzen besonderen Moment davor für immer in Erinnerung behalten. Ich will mich an die Farben erinnern können, die ich währenddessen sah, und an die Düfte, die ich roch, und an all das, was uns in dem Moment umgab. Vielleicht, weil es mich spüren lässt, dass das hier wirklich alles echt ist, ganz real und nicht nur Hirngespinste meiner Fantasie – ich hab nämlich sehr oft von diesem Kuss geträumt, und in meinen Träumen roch er immer leicht nach Sommer und schmeckte wie Gin Tonic mit Zitrone.

Ich kann mich an sehr viele Momente in meinem Leben nicht richtig erinnern. Entweder weil sie so krass waren, dass ich sie im Laufe der Zeit einfach verdrängt habe, oder weil sie nicht krass genug waren. Ich schieb das gerne auf die Depression. Es ist ja nun mal so, dass ich selten etwas fühle, also von mir aus, in meinem tiefsten Inneren. Wahrscheinlich brauche ich deshalb all diese Dinge, dieses ganze Drumherum, um einen Augenblick richtig in mir aufzunehmen. Auf meine Gefühle ist selten Verlass, doch auf Farben, Gerüche, Geräusche und Temperaturen kann ich mich immer verlassen. Ich fühle viel mehr mit dem Körper als mit dem Kopf. Da, wo mein Kopf nämlich dichtmacht, setzt mein Körper plötzlich ein, und manchmal ist mir das zu viel, und ich muss mich zurückziehen, weil ich mit alldem nicht mehr klarkomme. Das sind auch die Momente, in denen ich fühlen kann, dass ich wirklich lebe, und nicht nur in dem Gefühl der Gefühllosigkeit versinke – und so beängstigend sie sein können, so schön sind sie doch auch.

Es ist jetzt kurz nach zwei, und wir stehen immer noch auf der Warschauer Brücke, den Blick zum jeweils anderen gewandt. Alexander beugt sich ganz langsam zu mir rüber, und ich sehe noch, wie unser Atem die kalte Luft zwischen uns weiß färbt – und dann küsst er mich, und es ist ein Kuss, den ich nie vergessen werde, weil er von vorne bis hinten perfekt war und ich wirklich was gefühlt hab.

24
SPIELPLATZ-
GESPRÄCHE

Ich sitze mit Felix auf den Schaukeln des Kinderspielplatzes um die Ecke, der, seit Sven und ich uns vor knapp drei Monaten getrennt haben, für mich nachts zu einem Zufluchtsort geworden ist, wenn meine Gedanken mich mal wieder nicht schlafen lassen. Bis auf einen Obdachlosen, der es sich auf einer der Parkbänke bequem gemacht hat – so bequem, wie es eben geht, wenn man kein Dach über dem Kopf hat –, sind wir allein.

Felix ist Barista in meinem Lieblingscafé und so ziemlich der einzige Mensch in Berlin, den ich nicht über das Internet kennengelernt habe, sondern in besagtem Café. Er ist der Typ mit dem besonders netten Lächeln, der immer ganz genau weiß, wie ich meinen Kaffee mag, und mir so das Gefühl gibt, mich besonders gut zu kennen, obwohl das natürlich totaler Quatsch ist, weil unsere Gespräche bisher nie über »Einen Kaffee, bitte!« und »Das macht drei Euro!« hinausgegangen sind.

Wir sitzen also auf diesen Schaukeln, starren abwechselnd in den wolkenlosen Nachthimmel und auf unsere

Füße und suchen nach Gesprächsthemen, die ausnahmsweise mal nichts mit Kaffee zu tun haben. Ich weiß nicht, warum ich ihn überhaupt gebeten habe, nachts mit mir hier herzukommen. Er ist mir natürlich irgendwie sympathisch, zumindest war er das immer, wenn er mich vom Tresen aus angelächelt hat, aber ich glaube, noch viel mehr als das ist es die Tatsache, dass er eben nicht aus dem Internet kommt und – wie er mir ganz am Anfang verraten hat – noch nicht mal einen Facebook-Account besitzt.

Ich finde Menschen, die so gar nichts mit dem Internet zu tun haben, unfassbar faszinierend. Manchmal frage ich mich, wo sie eigentlich Serien gucken, Nachrichten lesen oder wie sie mit ihren Freunden in Kontakt bleiben – bis mir wieder einfällt, dass es eigentlich total normal ist, das alles nicht über das Netz zu machen. Ich erwische mich immer wieder dabei, dass ich Leute, die nicht wissen, was ein Hashtag oder ein Shitstorm ist, ungläubig anschaue und für ahnungslos halte, dabei sind das eigentlich Dinge, die wirklich kein Mensch wissen muss. Felix gehört zu diesen Leuten, die Nachrichten noch auf Papier lesen, von neuen Serien erst etwas mitbekommen, wenn sie es in synchronisierter Version bis ins deutsche Fernsehen geschafft haben, und mit Freunden vor allem dann kommunizieren, wenn man sie persönlich trifft – von einem Anruf einmal im Monat vielleicht abgesehen. Während ich meine Nachrichten immer dann lese, wenn eine Push-Notification auf meinem Handy aufploppt, und mich mit meinen Freunden spontan über Facebook verabrede und manchmal auch einfach nur stundenlang mit ihnen chatte, hat er feste Rituale, ja, feste Zeiten, in denen er sich mit diesen Dingen beschäftigt. Er ist einer von den Jungs, die einfach mittags auf den Sportplatz gehen und wissen, dass die Freunde dort abhängen werden – und wenn sie da nicht sind, dann sitzen sie bei diesem einen Späti, wo man sich eben immer trifft, wenn man abends Lust auf Bier hat. Ich bewundere das sehr. Diese Leichtigkeit, mit der er an solche Sachen herangeht, während ich permanent Angst habe, wichtige Dinge zu verpassen, im Internet gespoilert zu werden, was den Ausgang meiner Lieblingsserie betrifft, und niemals in eine Bar gehen würde, wenn ich nicht vorher über die sozialen Netze geklärt hätte, ob auch jemand von meinen Freunden da ist.

»Was machst du eigentlich beruflich?«, fragt er irgendwann in die Dunkelheit.

»Ich?«, antworte ich. »Rate mal!«

»Hmm, ich weiß nicht. Du siehst aus, als hättest du Jura studiert.«

»Jura?« Ich falle vor Lachen fast von der Schaukel. »Nichts läge mir ferner als das. Ich bin superschlecht im Lernen!«

»Und was machst du dann?«, bohrt er nach.

»Ich schreibe«, sage ich, »im Internet.«

»Worüber denn?«

»Ach, alles Mögliche ... Liebe meistens.«

»Liebe ...«, antwortet er, und ich kann sein Grinsen förmlich hören. »Und damit kann man Geld verdienen?«

»Also, falls du damit fragen willst, ob ich reich bin: Nein, bin ich nicht. Aber man kann okay davon leben.«

»Ist das das Einzige, das du machst?«, will er weiter wissen.

»Na ja, also ...« Ich gerate ins Stocken.

»Ich setz mich für die Aufklärung von Depressionen ein«, sage ich schließlich, drehe nervös die lange Kette der Schaukel ein paarmal ein, hebe die Füße und lasse mich langsam zurückdrehen, genau so, wie ich es als Kind immer gemacht habe.

»Und warum?«, fragt er. Ich sehe ihn an.

»Weil ich selbst depressiv bin«, sage ich schließlich.

»Und wie passt das mit Liebe zusammen?«, will er wissen.

Im ersten Moment bin ich verdutzt. Ich glaube, ich habe jetzt schon so ziemlich jede Frage zu meiner Erkrankung gehört – außer dieser. Natürlich weiß Felix nicht, was ein Hashtag ist, und ehrlich gesagt, bin ich froh darum, weil ich das Thema langsam wirklich leid bin. Meine scheiß Krankheit ist eben mehr als ein paar blöde Tweets, die zu einem Twittertrend geführt haben, und trotzdem kommen die Leute nicht davon los, mich immer wieder danach zu fragen und zu einem gewissem Maß auch darauf zu reduzieren. Ich bin mir ziemlich sicher, dass Felix nicht einmal weiß, was Twitter ist, und auch das find ich ziemlich cool – nur dass seine Frage mich mindestens genauso kränkt wie alles, was ich mir über einzelne Tweets, Fernsehinterviews oder Zeitungsartikel anhören durfte.

»Wie meinst du das?«, gebe ich zurück.

»Depressive sind einfach nicht zu Liebe fähig«, sagt er, und er sagt es so trocken, als hätte er mir gerade erzählt, dass die Milch im Supermarkt ausverkauft war. Ich bohre die Spitzen meiner Schuhe in den Sand unter der Schaukel.

»Okay?«, sage ich. »Und woran machst du das jetzt fest?«

»An meinem Exfreund«, antwortet er. »Der ist auch depressiv. Irgendwann hab ich Schluss gemacht, weil ich es einfach nicht mehr ertragen hab. Der Typ hat mein

Leben zerstört, mich sprichwörtlich mit aufgefressen, und ich hab's nicht einmal gemerkt. Ich hab noch nie so gelitten wie in der Zeit, als ich mit ihm zusammen war.«

Ich mache einen Satz von der Schaukel und stelle mich vor ihn.

»Du hast also gelitten, ja? Hast du dich vielleicht mal gefragt, wie es ihm eigentlich dabei geht? Ich meine, er ist ja derjenige, der diese beschissene Krankheit hat und irgendwie damit umgehen muss, und dann kommst du daher und behauptest, er hätte dein Leben zerstört? Dir ist schon klar, dass er absolut nichts dafür kann? Also für die Art, wie er ist, wie die Krankheit ihn beeinträchtigt oder zumindest beeinträchtigen kann. Und das machst du ihm zum Vorwurf? Ich glaube, er kann ganz schön froh sein, dass er dich los ist, denn deine Ignoranz macht die Depression echt nicht besser.«

»Er darf also ›leiden‹, und ich nicht? Er war in unserer Beziehung nie für mich da, weil es ihm permanent schlecht ging. Und ich, ich hab mich aufgeopfert, hab mein eigenes Leben hintenangestellt und hab nichts dafür zurückbekommen. Das ist doch auch scheiße, findest du nicht?«

»Natürlich ist das scheiße«, sage ich, »aber er wird eben immer mehr leiden als du, und wenn du damit nicht klarkommst, dann kannst du natürlich Schluss machen, aber du kannst ihm keinen Vorwurf machen. Und vor allem kannst du nicht von ihm auf alle anderen schließen. Ich bin sehr wohl fähig zu lieben, ich liebe nur auf etwas andere Art. Und ich weiß, dass es mit mir echt nicht so leicht ist, aber genau deswegen rede ich ja darüber. Ich finde es nur absurd, mich wegen jeder Kleinigkeit irgendwie rechtfertigen zu müssen und dann immer irgendwelchen Mist von Menschen anhören zu müssen, die keine Ahnung haben, was es wirklich bedeutet, depressiv zu sein.«

»Ich glaube einfach, dass Depressive nicht zu Liebe fähig sind, weil sie so sehr mit sich selbst beschäftigt sind, dass sie sich gar nicht um andere Menschen kümmern können.«

»Und ich glaube, es ist einfach nicht so leicht, einen depressiven Menschen zu lieben, weil man weiß, dass man ihm nur sehr schwer helfen kann – wenn überhaupt. Aber du kannst doch nicht einfach allen depressiven Menschen ihre Liebe absprechen, nur weil du schlechte Erfahrungen gemacht hast.«

»Du tust gerade so, als würden gesunde Menschen nie leiden«, wirft er ein, und ich kann an seinem Tonfall hören, dass er echt verletzt ist von seinem Exfreund, der ihm nicht das geben konnte, was er gebraucht hätte.

»Das hab ich nicht gesagt«, antworte ich, »es ist nur was komplett anderes.«

»Erklär es mir«, sagt er, und ich entgegne:

»Das lässt sich nicht so leicht erklären, du musst es einfach selbst gefühlt haben, um zu wissen, wie es wirklich ist.«

»Na ja, für mich steht jedenfalls fest, dass ich mich nie wieder auf einen psychisch kranken Menschen einlassen werde«, sagt er.

»Na, danke auch«, antworte ich.

»Ich bin eh schwul, Kleine!« Und plötzlich müssen wir beide lachen, obwohl seine sexuelle Orientierung natürlich die Aussage an sich nicht validiert.

»Es ist in unserer Gesellschaft halt nicht leicht, psychisch krank zu sein«, sage ich und stoße einen leichten Seufzer aus.

»Ich weiß, Mann«, gibt Felix zurück. »Ich bin eine Schwuchtel, verdammt, ich weiß genau, wie es ist, wenn man scheiße behandelt wird, nur weil man nicht der Norm entspricht«, sagt er und malt große Anführungszeichen in die Luft, als er von »Schwuchtel« und »der Norm« spricht. »Und trotzdem sind für mich psychische Erkrankungen ein Punkt, über den ich nun mal nicht hinwegsehen kann, obwohl die meisten von euch vermutlich echt gute Menschen sind.«

Auf dem Nachhauseweg denke ich noch eine Weile über seine Worte nach. Liegt er richtig? Bin ich echt so egoistisch? Spreche ich einem gesunden Menschen seine Rechte ab, nur weil mir viele Rechte abgesprochen werden?

Das Thema ist eigentlich viel zu komplex für meinen Kopf. Ich bin dafür, dass jeder so leben kann, wie er möchte. Nur ist eben das Ding, dass einige Aussagen mich echt abfucken, obwohl ich genau weiß, dass ich in vielen Punkten auch nicht besser bin. Man kann einfach nicht von gesund auf gesund schließen oder von krank auf krank. Dafür ist jeder Mensch zu individuell, und ich glaube, dass es auch gesunde Menschen gibt, die nicht wirklich lieben können. Ich weiß, dass es mir manchmal ganz schön schwerfällt zu lieben, aber eben auch, dass in mir definitiv Gefühle schlummern, die ich über meine eigenen Interessen stellen kann, sofern ich nicht gerade von einer Episode eingeholt werde.

Vielleicht hat all das, worüber Felix und ich gerade sprachen, auch überhaupt nichts mit Erkrankungen zu tun, sondern einfach mit Erfahrungen, die wir gemacht haben und die man von »depressiv« und »nichtdepressiv« lösen muss, um sie ganz begreifen zu können.

25
DIE ZEIT HEILT ALLE WUNDER

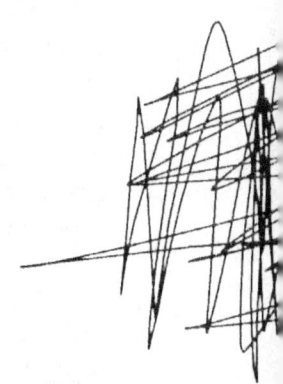

Ich hab die achte Klasse wiederholt, weil ich einfach derbe faul war und keinen Bock hatte, irgendwas zu tun außer den Dingen, die ich liebte. Das hat mir ein ganzes Jahr genommen. Ein Jahr, in dem andere schon Dinge erreicht haben, die ich auch hätte erreichen können, wenn ich mich auf den Arsch gesetzt hätte. Ein Vorwurf, den ich mir bis heute mache. Die Nachhilfestunden in Chemie – nichts als rausgeschmissenes Geld. Und die Zeit, die ich vergeudet hab! Ich hätte es gekonnt – sagt man mir jedenfalls, und das nagt echt an mir, denn ich könnte ganz woanders sein, hätte ich nur mal Chemie gelernt.

Die Wahrheit ist: Ich bin bis heute eine Null in Chemie, und wenn ich keine Mitbewohner hätte, die auf mich aufpassen, hätte ich mich schon längst beim Putzen der Wohnung in die Luft gesprengt, weil ich nicht weiß, welche Substanzen man auf keinen Fall miteinander mischen darf – sagen zumindest meine Freunde.

Ich konnte nie so wirklich viel, außer schreiben, aber

das interessiert ja keinen. Wenn du Chemie verkackst, bist du raus.

Als ich später mein Abitur in der Tasche hatte, war klar: Ich muss hier weg. Und ich ging. Aber nicht weit, und ich machte auch nicht das, was ich wirklich wollte. Weil ich mir das, was mir andere nicht zutrauten, schon gar nicht selbst zutraute. Ich tat wieder das, was mir andere rieten. Statt in Berlin landete ich in Bayern. Statt Literatur studierte ich Lehramt. Sicherheit statt Selbstverwirklichung.

Und dann kam einer und brach mir das Herz.

Er brach mir das Herz so hart, dass mir nichts anderes blieb als die Flucht. Ich packte die Trümmer, die von mir übrig waren, in eine zerknitterte Tüte von Aldi und floh. Ich floh vor ihm. Das glaubten zumindest alle anderen. Doch ich weiß, dass das nicht so war. Ich floh vor dem Studium und der Stadt, und das Einzige, das ich bis heute echt vermiss, ist Aldi Süd bei mir ums Eck.

Und dann:

Berlin. Weißes Pulver, das über blutenden Asphalt fegt und schließlich in fremden Betten landet, während der Bass in unseren Körpern wummert und wir nichts füreinander empfinden als Gleichgültigkeit – und Liebe für unsere Stadt. Berlin, graue Nutte Berlin. Abbild meines Selbst, regiert von Drogen und Sex, Sex, Sex. Eisige Gefühlskälte, an der ich zu ersticken drohe, weil die betörende Wärme des Alkohols nachlässt, und wir, ernüchtert – ernüchternd. Der Geruch von kaltem Latex liegt in der Luft, als ich silberblaue Glitzerreste vom Boden sammle und versuche, mein Innerstes damit zu bedecken, bevor wir die letzten falschen Küsse tau-

*schen und ich über knarzende Dielenböden nach draußen
schleiche, den Druck der hohen Altbaudecken schwer auf
meinen Schultern. Zigarettenstummel aus zertretenen Kron-
korken pflastern den Weg in die Stadt, und zwischen zerbro-
chenen Bierflaschen ein wenig Weiß, ein wenig Rot. Ist es
das, was du willst?*

Berlin hat mich echt hart zerfickt. Ich kam dort an mit
nichts als einer zerrissenen Plastiktüte von Aldi, in der
die Trümmer lagen, die von mir übrig waren. Ich hatte
keine Freunde, keine Wohnung, keinen Studienplatz
und keinen Job, der auch nur ansatzweise Geld zum
Leben brachte. Also hab ich gesoffen, gezogen, gekifft
und gefickt. Bis ich des Saufens, Ziehens, Kiffens und
Fickens müde war.

In Berlin hab ich gemerkt, dass ich depressiv bin. So
richtig depressiv und nicht nur einfach deprimiert. Es
war schon alles okay so weit, doch mir ging's einfach
nicht gut. Gewusst hab ich das damals nicht, doch mir
ging's *echt nicht gut*. Ich war eigentlich ständig krank
und trotz des großartigen Praktikums im Literaturbe-
reich, das ich dann doch noch abgegriffen hab, ging's
mir einfach nicht gut.

Ich hatte nicht geplant, lange hier zu bleiben. Ich hätte
zurück nach Würzburg gesollt, denn mein vorbestimm-
tes Leben wartete dort noch auf mich. Ich hatte meine
Wohnung behalten und meine allerbeste Freundin, und
einen guten Studienplatz hatte ich dort auch. In Berlin
hatte ich nach wie vor nichts außer dem unbezahlten
Praktikum, einer viel zu kleinen Wohnung in Hellers-
dorf, die ich mit einer beschissenen Katze und einem
noch viel beschisseneren Typen teilen musste, und der
Alditüte mit den Resten meines Herzens.

Ich entschied mich gegen mein altes Leben. Und fand

die schönste bezahlbare Bude Berlins, im besten Kiez der ganzen Stadt. Ich kam an den Studienplatz meiner Wahl, trotz viel zu hohem Wunschfach-NC. Ich tauschte die alte Sicherheit gegen endlich gelebte Selbstverwirklichung. Bayern gegen Berlin. Lehramt gegen Literatur. Das, was in meinem Leben vorher nur okay war, wurde plötzlich einfach gut. Mit einem Schlag war alles besser. Nur ich selbst fühlte mich nicht besser.

Ich hab das Studium nie richtig aufgenommen. Ein paarmal war ich an der Uni, war zumindest körperlich anwesend, doch so richtig hab ich es nie hinbekommen. Ich war des Saufens, Ziehens, Kiffens und Fickens müde. Eigentlich allem gegenüber. Ich war nicht lebensmüde, aber des Lebens müde. Ich glaub, ich hab zwei Jahre nur im Bett verbracht. Ich weiß es selbst nicht mehr genau. Mein Leben zog an mir vorbei, ohne dass ich es leben konnte. Erzählt hab ich es niemandem. Zu groß war die Angst, dass mich jemand scheitern sieht. Wenn ich ehrlich bin, war es mehr als das: Ich hatte Angst vor mir selbst. In den Spiegel zu schauen und nicht zu wissen, wer ich bin – denn ich weiß, wer ich nicht bin, und das ist jemand, der schnell aufgibt. Das ist zumindest eine Sache, der ich mir heute sicher bin.

Das Studium brach ich irgendwann ganz ab. Und dann stand ich wieder da, mit nichts in der Hand als einem lächerlichen Modeblog, den ich mir seit dem Abitur über die Jahre hinweg langsam, aber stetig aufgebaut hatte – doch ich schaffte es wieder raus aus dem Bett und hinein in irgendwelche Kleidung. Ich schaffte es, einen halbwegs vernünftigen Lidstrich zu ziehen, und ich kenne kaum jemanden, der das kann. Das Lächeln auf den Fotos wurde mit der Zeit wieder echt, und ich auf meine Art auch irgendwie zufrieden – obwohl ich nichts hatte außer diesem lächerlichen Blog. Dieser Blog würde mich niemals an mein Ziel führen, vor allem nicht, weil ich es unterwegs irgendwie verloren hatte.

Die Alditüte mit den Resten meines Herzens hatte ich in der Zwischenzeit in den Tiefen meines Schranks versteckt, und ich machte sie nur manchmal auf, um zu gucken, ob noch alles da war. Manchmal kam jemand und versuchte, das Herz wieder zusammenzusetzen, doch die letzten Teile haben immer gefehlt – und irgendwann hab ich begriffen, dass mein Herz ein unlösbares Puzzle ist. Auch für mich.

Man sagt, die Zeit heilt alle Wunden, und ich glaube, da ist echt was dran – wenn man die Wunden in Ruhe lässt und nicht ständig daran herumkratzt, sie nicht immer wieder aufkratzt, sondern einfach heilen lässt. Ich bin leider eine Grüblerin, also eine, die den Grind auf Wunden immer und immer wieder abkratzt, bis darunter endlich frisches Blut fließt. Und das mache ich so lang, bis am Ende eine Narbe bleibt, die mich für immer an die Wunden erinnert.

In letzter Zeit ist alles so erschreckend okay, dass ich mir manchmal wünsche, es wäre anders. Deshalb reiß ich so gern alte Wunden auf, Wunden aus meinem Leben. Was bleibt, sind Narben, die eine Geschichte des Scheiterns erzählen.

Scheitern ist ja an sich nichts Schlimmes. Meine Fehler sind schon irgendwie das, was mich da hingebracht hat, wo ich heute bin. Ich sitze hier und schreibe dieses Buch, das wollte ich schon immer. Ich sollte glücklich darüber sein, mein großer Traum wird wahr! Das, was bei anderen Babys und ein Haus ist, ist bei mir ein Buch, und jetzt hab ich dieses Buch, und es ist auch sonst alles irgendwie okay, aber glücklich bin ich trotzdem nicht.

Für dieses Buch kratze ich meine Wunden auf, auch solche, die eigentlich schon fast vernarbt sind, aber wenn ich grüble, wenn ich einfach genug grüble, dann fließt doch wieder frisches Blut.

Das, was ich mit meinen Wunden mache, mach ich auch mit meinem Leben. Eigentlich ist alles okay so weit. Ich hab ein Dach über dem Kopf, mehr als das: Ich wohne im besten Kiez der ganzen Stadt. Ich habe wundervolle Freunde, die mit mir durch Hochs und Tiefs gehen, als gäbe es diese Berg- und Talfahrten nicht. Ich lebe von dem, was mich erfüllt, aber ... Dann ist da dieses Gefühl, wenn alles so okay ist, und ich denke, dass es nicht einfach so okay sein kann. Ich bin nicht glücklich, aber unglücklich bin ich eben auch nicht. Damit komme ich nicht klar, und deshalb glaube ich, dass da einfach was nicht stimmen kann. Also zettle ich ein Drama an. Mit voller Absicht, weil ich weiß, dass mir ohne etwas fehlt, *for the story,* weil mir vielleicht irgendwann mal jemand gesagt hat, dass einfach nie alles okay sein wird. Okay sein darf.

Okay – das ist nichts anderes als Stillstand, ein Hinnehmen von Dingen, die ich doch so einfach ändern kann, wenn ich nur ein bisschen kämpfe. Und wenn es ein Dagegen-Ankämpfen ist anstatt eines Dafür-Kämpfens.

Das Ding ist ja: Man denkt, wenn man das hat, was man immer wollte, dann ändert sich die Welt. Man fühlt sich anders. Die Menschen sehen einen anders. Es ist vergleichbar mit dem ersten Mal Sex – doch die Wahrheit ist, es ändert sich nichts. Man bleibt immer man selbst, und die Zeit heilt gar keine Wunden, sondern lediglich die Wunder, die sie schuf.

26
~~ÜBER~~LEBEN

Ich weiß noch, wie ich sagte: »Nie werd ich 27.« Ich hab's sehr oft gesagt und schon lange bevor Casper diese Zeilen in einem Song verarbeitete, der irgendwie zu einer Hymne einer ganzen Generation geworden ist. Wenn der Teenagerspaß erst mal vorbei ist und du das Gefühl hast, dass alle deine Perspektiven irgendwie für'n Arsch sind, ist es wirklich nicht so leicht, Willen und Mut nicht auf dem Weg des Erwachsenwerdens zu verlieren.

Ich stehe auf der Warschauer Brücke, der eisige Winterwind peitscht mir ins Gesicht und treibt mir ein paar Tränen in die Augen. Es ist kurz vor dem Jahreswechsel, und ich hab nie verstanden, warum man sich ein »Frohes Neues Jahr« wünscht, wo sich doch nichts ändert, nur weil ein neues Jahr beginnt. Die Warschauer Brücke ist irgendwie mein Platz hier in Berlin. Die Gedanken, die ich hatte, wann immer ich über sie spazierte, haben mich innerlich zerrissen und dann wieder aufgebaut. Sie ist einfach mein Platz, sie war es immer, wird es immer sein. Ich denke über ein paar Worte nach, die ein Freund vor Kurzem zu mir sagte, als wir in einer Kneipe saßen, nicht weit von hier entfernt. Es sind nur ein paar wenige Worte, und vielleicht doch die allerwichtigsten, die je jemand zu mir gesagt hat:

»Du bist jetzt in einem Alter, in dem es okay ist, diese Mittzwanzigerprobleme zu haben. Du darfst morgens vor dem Spiegel stehen und heulen, weil du nicht weißt, welchen Lippenstift du tragen sollst. Du darfst viel zu spät und betrunken nach Hause kommen, weil du dich mal wieder überschätzt hast. Du darfst die falschen Entscheidungen treffen, egal, ob das Menschen oder Kleidung betrifft. Du darfst an deiner Figur zweifeln und deinen Haaren und dem Beruf, den du gewählt hast. Du darfst mit Drogen experimentieren und Sex und Sachen gut finden, die eigentlich scheiße sind. Du darfst dich für die Größte halten, auch wenn du weißt, dass du nicht besser bist als all die anderen. Du darfst deine Eltern verfluchen und Angst vor der Zukunft haben, und du darfst flüchten, wann immer du willst. Du darfst nur eins nicht vergessen – irgendwann hört das alles auf.«

Ich muss lächeln, wenn ich daran denke, wie er das zu mir sagt, da in unserer Kneipe, in der er immer Bier bestellt und ich immer Cola, dazu Mexikaner, genau einen nur und nur für den Geschmack, ich darf ja gar nicht trinken. Und manchmal kommen neben Gesprächen über Heavy Metal und die Dummheit der Menschen im World Wide Web auch solche weisen Worte dabei raus.

Ich versuche, mir eine Zigarette zu drehen, was bei dem starken Wind gar nicht so leicht ist, und ich will schon fast aufgeben, als es mir doch endlich gelingt, den Filter auf die richtige Weise in das Blättchen zu legen und ein wirklich schiefes Ding zu rollen, das ich mir in den Mund stecken und anzünden kann. Mein Lippenstift hinterlässt lilarote Abdrücke auf der Zigarette – fast wie die, die ich unter meiner Kleidung auf der Haut trage, weil ich von einem eigentlich belanglosen Fick komme, den ich irgendwie gebraucht hab. Es war echt hart, und mein Körper hat mal wieder so viel mehr gesprochen als mein Kopf, als ich da vor ihm lag, die Arme und Beine gefesselt, so fest, dass meine Haut rote Abdrücke davontrug. Doch irgendwie tat es echt gut, und als wir fertig waren mit dem Fick, hat er mich in den Arm genommen, und ich hab erst mal geweint – nicht vor Schmerz, sondern weil ich mir selbst endlich wieder nah war.

Jetzt werd ich 27, bald alt und grau, bin weder Rockstar noch Astronaut, doch nach den schlimmen Phasen ging es irgendwie bergauf. Die letzte Beziehung, die ich führte, ging gerade erst zu Ende und mit ihr auch eine weitere Phase des Alkohol- und Drogenmissbrauchs. Alexander und ich nähern uns langsam wieder an. Es hat sich gezeigt, wer wirklich Freund ist und wer nicht, und auch mein Verhältnis zur Familie ist größtenteils wieder okay, wenn man von meinem Vater, den ich nach wie vor für ein Arschloch halte, mal absieht. Das WG-Leben, das ich führe, ist teilweise echt abgefuckt, doch gerade freu ich mich echt drauf, wieder in unsere Wohnung zu kommen und das Chaos dort zu spüren.

Ich drücke die Zigarette aus und lasse sie von der Brücke fallen. Lösche meinen Twitteraccount. Deaktiviere Facebook. Sage alle Interviewtermine und Fotoshootings für die nächsten Tage ab. Die Vorzeigedepressive aus dem Internet hat keine Lust mehr auf den Quatsch. Identifikationsfigur kann auch ein anderer gerne sein. Ich hab wieder ein Ziel: leben statt nur zu überleben

27
ICH BIN NICHT DIE DEPRESSION

D u hast schon so einiges erreicht mit deinen Tweets, oder?« Wir sitzen auf Sepps Bett und teilen uns die Reste eines Joints, der eben noch die Runde gemacht hat. Seine Mitbewohnerin hat heute Geburtstag, und während die anderen gerade auf dem Weg in einen Club sind, bleiben wir zu Hause, weil uns nicht nach Menschen ist.

»Weiß nicht«, sage ich, »vielleicht. Ich glaub eher, ich war einfach zur richtigen Zeit am richtigen Ort.«

»Aber die Leute sprechen darüber, sie sprechen jetzt, fünf Monate später, immer noch darüber, und das ist doch irgendwie gut, oder?«, hakt er nach.

»Natürlich ist das gut«, antworte ich, »aber weißt du ... Ich bin für viele jetzt zu dieser Identifikationsfigur geworden, die ich einfach nicht sein kann. Heute haben mich knapp 40 Leute entfolgt, weil ich was über Schwänze twitterte.«

Sepp muss grinsen. »Ja, genau so kenn ich dich. Mir war gar nicht bewusst, dass du eigentlich so krank bist.«

»Ich bin ja auch nicht permanent so krank«, sage ich, »mir geht's eben mal besser und mal schlechter, und gerade geht's mir eigentlich ganz gut. Das scheint viele Menschen zu stören. Aber ich seh's halt auch nicht ein, im Internet auf depressiv zu machen, wenn es mir gerade wirklich gut geht, nur um irgendjemand da draußen einen Gefallen zu tun und ihm den Rücken zu stärken. So nach dem Motto: ›Yo Diggah, mir geht's genauso schlecht wie dir!‹ Ich würde mich selbst nur verleumden, und das will ich einfach nicht. Dank Therapie und Tabletten funktioniere ich ja mittlerweile wieder ganz gut. Und außerdem versteh ich nicht, was man davon hat, andere beim Leiden zu beobachten. Also, warum man das lieber tut, als sich zu freuen, dass sie endlich wieder auf dem richtigen Weg sind. Verstehst du, was ich meine? Letzten Endes geht es ja darum, dass uns allen irgendwie geholfen wird, und mir zum Beispiel hilft es nicht, wenn ich sehe, dass es anderen genauso geht wie mir – oder womöglich noch schlechter.«

Er nickt. »Und was willst du jetzt tun? Du hast ja die Aufmerksamkeit, die andere sich wünschen. Wie willst du das nutzen?«

»Keine Ahnung«, sage ich. »Ich glaube, ich will einfach nur zeigen, dass es möglich ist, trotz Depression normal zu leben. Man braucht halt Hilfe. Von Ärzten, Freunden, Therapeuten. Das ist das, was ich vermitteln will. Wenn jemand eine Heulsuse sucht, die die ganze Zeit nur erzählt, dass ihr Leben echt beschissen ist, ist er bei mir leider falsch.«

»Sag mal, was ist das eigentlich, eine Depression?«, fragt Sepp, den Blick auf den Boden gerichtet. Ich versuche, es ihm, so gut es geht, zu erklären, scheitere aber wie so oft daran, dieses Gefühl der Gefühllosigkeit in Worte zu fassen. »Das sind doch ganz normale Dinge, die jeder so erlebt«, sagt er, und ich entgegne: »Nee, eben nicht!«, und er sagt: »Doch!«, und ich sage: »Nee, es lässt sich einfach nicht erklären!«, und lasse die Reste des Joints in eine leere Dose auf dem Schreibtisch fallen.

»Also, mir geht's echt nicht so viel anders als dir«, sagt er.

»Vielleicht bist du ja auch depressiv«, und dann wollen wir es wissen, öffnen Google, tippen »Selbsttest Depression« in das Suchfeld und klicken auf das erstbeste Ergebnis.

Der Test diagnostiziert Sepp eine mittelschwere Depression.

»Glaub ich nicht«, sagt er.

»Hab ich auch ganz lange nicht geglaubt«, antworte ich, »war aber dann doch so.«

Seit die ganze Welt von meinen Depressionen weiß, hat sich auch in meinem Umfeld eine ganze Menge getan. Immer mehr Menschen haben sich mit ihren Problemen auseinandergesetzt und teilweise damit an mich gewandt. Ich habe allen den gleichen Rat gegeben: Wenn du das Gefühl hast, depressiv zu sein, geh damit zum Arzt. Genau das sage ich jetzt auch zu ihm.

»Meinst du nicht, das ist nur so eine Art Modediagnose? Ich meine, heutzutage unterstellt man doch fast jedem eine Depression. Oder ADHS.«

»Kann schon sein«, sage ich. »Ich glaube tatsächlich auch, dass sich viele Menschen zu schnell selbst diagnostizieren und sich dann in eine Krankheit reinsteigern, die sie gar nicht haben. Google ist eben nicht immer dein Freund.«

»Stimmt«, antwortet er. »Aber wie soll ich denn dann rauskriegen, ob ich wirklich depressiv bin? Nach dem, was du so erzählst, müsste ja die ganze Welt irgendwie depressiv sein.«

»Ist sie wahrscheinlich auch«, antworte ich, während ich eine Haarsträhne zwischen meinen Fingern drehe und intensiv begutachte. »Zumindest hat fast jeder schon mal so was wie 'ne Depression erlebt, aber ich kann und will bei anderen Menschen nicht beurteilen, was wirklich ernst ist und was nicht. Ich bin kein Arzt. Ich hab mit mir genug zu tun. Und außerdem kann ich bei allem, was ich sage, nur für mich sprechen. Wenn du das Gefühl hast, depressiv zu sein, dann geh zum Arzt.«

»Kann ich nicht«, sagt Sepp zu mir. »Ich komm ja nicht mal aus dem Bett.«

»Symptom«, sage ich und zucke mit den Schultern.

»Ich glaube, das ist so ein Berlin-Ding«, antwortet er und zuckt ebenfalls mit den Schultern. »Schau dir doch die ganzen Leute hier an. Beziehungen gehen nach wenigen Wochen in die Brüche, weil jeder glaubt, da draußen noch was Besseres finden zu können. Keiner hat 'nen festen Job, sondern ist irgendwie als Freelancer tätig. Das fickt einen schon ziemlich hart.«

»Ich weiß«, sage ich, »mich hat's ja auch gefickt. Bei mir ist die Stadt aber nicht der Auslöser der Depression, sondern lediglich ihr Trigger.«

»Warum gehst du dann nicht einfach weg?«, fragt er.

»Weil es nichts bringt davonzulaufen«, antworte ich. Und ich sage es, als hätte ich wirklich Ahnung davon, was mir guttut und was nicht.

»Du kommst genau wie ich vom Dorf«, sagt er, »hast du nicht manchmal das Gefühl, dass die Leute da irgendwie ... glücklicher sind als wir? Die meisten fangen dort mit 16 an zu arbeiten, ziehen einen Job dann 50 Jahre lang durch. Mit Anfang 20 heiraten sie, kaufen ein Haus, gründen Familie. Ich hab noch nie von jemandem gehört, der auf dem Kaff lebt und einen Psychiater braucht.«

Seine Worte treffen einen wunden Punkt. Ich hab sehr lang darüber nachgedacht, ob ich nicht ein glücklicheres Leben führen würde, wenn ich einfach auf dem Dorf geblieben wäre. Mein Umfeld wäre stabiler oder würde sich zumindest nicht so schnell ändern, wie es das in der Großstadt tut. Ich würde mit den gleichen Leuten in die immer gleichen Kneipen gehen, mich über Belanglosigkeiten wie den ungemähten Rasen meines Nachbarn echauffieren und vermutlich zu viel Bier trinken. Wahrscheinlich wäre ich bereits verheiratet und hätte drei Kinder und einen Hund. Mein Leben wäre ganz okay, und meine größte Sorge wäre vermutlich die, dass mein Partner heimlich die Nachbarin knallen könnte, während ich versuche, unsere Kinder zu erziehen. In meiner spärlich gesäten Freizeit würde ich Nägel designen und mir so ein paar Euros dazuverdienen, die ich dann mit den immer gleichen Leuten in den immer gleichen Kneipen versaufen könnte. Das klingt zwar alles ganz schön trist, aber ich hab wirklich noch nie von Menschen auf dem Dorf gehört, die auch nur im Ansatz depress...

»Wir haben einen großen Denkfehler darin«, sage ich, denn mir wird gerade etwas bewusst. »Auch Menschen auf dem Dorf sind depressiv. Der Unterschied zwischen denen und uns ist, dass sie nicht darüber reden und versuchen, es so gut wie möglich zu verdrängen.«

Nachdem mein Name und meine Diagnose in sämtlichen Zeitungen zu lesen waren, haben sich viele Menschen bei mir gemeldet und mir ihre Probleme anvertraut. Nicht nur Fremde, sondern auch Leute aus der Heimat. Leute, von denen ich niemals gedacht hätte, dass sie an der gleichen Erkrankung leiden könnten wie ich. Noch so ein Denkfehler – schließlich sieht und merkt es mir ja auch kaum einer an. Ich kenn ihre Probleme nur zu gut. Es ist immer schwer, sich seinem Umfeld anzuvertrauen. Den Kampf um Anerkennung der Erkrankung, den kämpft man schließlich jeden Tag. Im Job. In Freundschaften. Und in der Liebe. Auf dem Dorf oder in der Kleinstadt erscheint mir das jedoch viel schwieriger. Wenn ich in Berlin jemandem sage, dass ich Depressionen hab, dann hör ich meistens nur »ich auch.« Sobald ich aber zu Hause bin und über die Erkrankung spreche, werde ich schief angeguckt – so, als wäre ich tatsächlich nicht ganz dicht. Wahrscheinlich weil es dort noch als Schande gilt, sich als »krank« zu outen. Vor allem wenn es psychisch ist. Du hast dann deine Rolle weg. Deine Rolle als Psychopath.

»Wieso glaubst du, dass das so ist?«, fragt Sepp mich und sieht mich sehr ernst an.

»Erfahrung«, sage ich. »Nimm zum Beispiel mal die Tatsache, dass ich seit Jahren Vegetarierin bin. Bei jedem Familienessen werde ich schief angeschaut und in Diskussionen verwickelt, wenn ich es laut ausspreche. Irgendwann hab ich angefangen, mir Fleisch auf den Teller zu tun und es dann einfach liegen zu lassen, weil ich es leid war, mich zu rechtfertigen. Wenn du sagst, dass du einfach satt bist, fragt niemand nach, warum du die Kartoffeln gegessen, aber das Fleisch liegen gelassen hast. Sagst du, du bist Vegetarier, ist das Geschrei dann plötzlich groß – und du wirst immer und immer wieder damit konfrontiert. So lange, bis du dich genötigt fühlst, das Fleisch einfach zu essen. Oder es eben auf den Teller zu tun und dann einfach liegen zu lassen. So ähnlich verhält es sich mit psychischen Erkrankungen. Fast überall, aber besonders auf dem Dorf. Wenn du eine Verabredung absagst, weil du Kopfschmerzen hast, wünscht man dir ›Gute Besserung‹. Sagst du aber, dass du Depressionen hast oder zumindest welche vermutest, wirst du in Gespräche verwickelt, die du echt nicht führen willst – und irgendwann fängst du an, die Krankheit und damit auch dich zu verleugnen, weil du glaubst, dass es dir damit besser geht.«

»Ich versteh, was du sagen willst – aber der Vergleich mit dem Vegetarismus ist echt Schwachsinn«, sagt er und zieht langsam eine Augenbraue hoch.

»Ist er auch«, antworte ich, »aber irgendeinen Vergleich muss ich ja zur Hilfe nehmen, weil man mich sonst so schwer versteht.«

»Wir haben hier alle Freiheiten, die wir wollen, und das fickt uns hart«, fahre ich fort. »Aber so gar keine Freiheiten zu haben, das würde uns halt auch ficken, weißt du? Das Umfeld würde zwar die Trigger ändern, nicht aber die Erkrankung. Abgesehen davon, dass es auf dem Dorf kaum Psychotherapeuten gibt. Weil man dort glaubt, keine zu brauchen.«

Wir sprechen noch eine ganze Weile über das Dorf und wie sich das Aufwachsen dort anfühlte und kommen zu dem Schluss, dass es an sich eine gute Erfahrung für uns war, aber auch, dass es gut ist, endlich von dort weg zu sein und sich nur noch damit auseinandersetzen zu müssen, wenn man es möchte.

Ich merke, dass ich vom Kiffen langsam müde werde und verabschiede mich.

»Sag mal«, holt Sepp noch ein letztes Mal aus, »kann ich mich an dich wenden, wenn ich Hilfe brauch?«

»Du kannst mit mir reden, wenn du willst«, antworte ich, »doch ich kann keine Therapeutin sein.«

»Ich weiß«, sagt er, und dann umarmen wir uns fest.

Ich ziehe meine Schuhe an, werfe meinen Mantel über, den ich nach längerer Suche im Zimmer seiner Mitbewohnerin unter einem Haufen Pappbechern und Geschenkpapier finde, und mache mich auf den Weg nach Hause. An der Tür drehe ich mich noch mal zu ihm um. »Im Prinzip sind wir alle doch nur depressive Kids, die anderen depressiven Kids erzählen, dass es okay ist, depressiv zu sein«, und dann müssen wir lachen, immerhin sind wir fast 30 und damit weit entfernt davon, Kids zu sein.

»Pass auf dich auf«, sagt er.

»Geh mal zum Arzt«, sage ich und verlasse die Wohnung in die dunkle, kalte Nacht.

Auf dem Heimweg denke ich noch einmal über meine letzten Wochen nach. Die ganzen Gespräche, die ich geführt habe, mit Unbekannten und Bekannten. Ihre Geschichten, ihre Diagnosen, ihre Kämpfe mit der Krankheit und dem Umfeld. Ich hab das große Glück, meine Geschichte erzählen zu dürfen und dabei ernst genommen zu werden. Dass andere das nicht haben, stimmt mich traurig. Aufgrund ihrer Geschichten steh ich selbst oft vor der nächsten Depression. Sie erinnern mich zuoft an mich selbst und wie hilflos ich mich immer gefühlt hab.

Zu Hause angekommen, werfe ich mein Zeug in die Ecke. Die Katze erwartet mich bereits. Ich setze mich zu ihr aufs Bett, streiche über ihren kleinen schwarzen Kopf und sage: »Weißt du, Kotti, es hat sich echt schon einiges getan. Zumindest redet man jetzt über diese Krankheit ›Depression‹. Ich muss nur noch lernen, das nicht so sehr an mich ranzulassen. Und dass es okay ist, nicht permanent für andere kämpfen zu können, wenn man täglich mit sich selbst kämpft.«

DANKE!

ch bin unglaublich schlecht darin, ein Dankeschön in Worte zu fassen. Vor allem dann, wenn ich das Gefühl habe, dass ein einfaches »Danke!« nicht ausreicht. Ich bringe stattdessen lieber gutes Essen vorbei und hoffe, dass irgendwie verstanden wird, was ich damit wirklich sagen will. Da ich nun aber schlecht Peanut Butter Cups in dieses Buch kleben kann (obwohl das eine ziemlich tolle Idee wäre), muss ich es wohl doch aufschreiben – auch wenn die Worte hier den ganzen Personen, denen ich Danke sagen möchte, dem, was sie für mich getan haben, überhaupt nicht gerecht werden.

Zuallererst möchte ich mich bei meiner Familie bedanken, die sich in den Zeiten des Aufruhrs von ihrer allerstärksten Seite gezeigt hat, obwohl nicht immer alles leicht war, und natürlich bei meiner besten Freundin und meinem besten Freund, die seit mehr als 20 Jahren mit mir durch dieses nicht immer leichte Leben gehen.

Auch meinen allerliebsten Twittermädchen gebührt ein riesengroßes Dankeschön – dafür, dass sie immer da sind, egal, ob on- oder offline, und den Mut haben, in dieser oftmals mehr als grausamen Welt des Internets für ihre Ideale zu kämpfen. YOU GO, GIRLS!

Meine (ehemaligen) Mitbewohner wollen zwar nicht, dass ich mich bei ihnen bedanke, weil sie von zu viel Aufmerksamkeit genervt sind, aber sorry, Leute, auch ihr habt dazu beigetragen, dass mein Leben immer wieder in die richtige Bahn geriet. Und dass dieses Buch tatsächlich fertig wurde, weil ihr mir in den richtigen Momenten in den Arsch getreten habt.

Ein großes Dankeschön geht raus an @mali_2, die den Hashtag #NotJustSad nach Deutschland gebracht hat, und natürlich an alle, die dort mitgetwittert und ihre Minusgefühle geteilt haben. Dieses Buch ist für euch!

Natürlich möchte ich auch dem kompletten Team von Piper danken, insbesondere Ricarda, für diese unglaubliche Möglichkeit, tatsächlich ein Buch zu veröffentlichen, und die tolle Arbeit, und auch Hanna und Elisabeth sollen hier nicht unerwähnt bleiben.

Und zu guter Letzt: Danke an alle, die mir mit Rat und Tat zur Seite gestanden haben, sowohl während des Schreibprozesses als auch während wirklich schlimmer Zeiten. Ich hab euch nicht vergessen, aber der Platz reicht nicht aus, um euch alle zu nennen. Fühlt euch von mir gedrückt.

♡

Try to understand the blackness, lethargy,
hopelessness, and loneliness they're going through.
Be there for them when they come through the other side.
It's hard to be a friend to someone who's depressed,
but it is one of the kindest, noblest, and best things you
  will ever do.

Stephen Fry